Das XXL Cholesterin senken Kochbuch

Erleben Sie eine Vielzahl von Rezepten mit Farbfotos und einem 30-Tage-Speiseplan, der Sie dabei unterstützt, Ihre Mahlzeiten gesünder zu gestalten.

Klara Genussgold

4 BONUS IM INNEREN

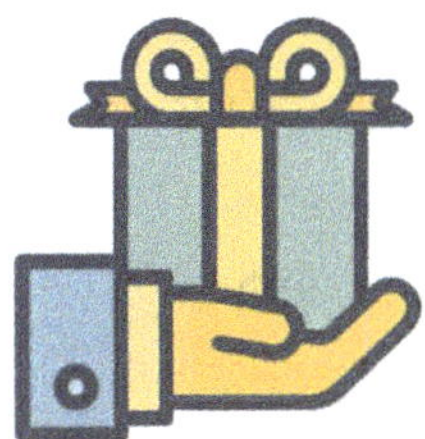

BONUS 1 - **Einkaufsführer für Cholesterinarme Lebensmittel**

BONUS 1Ein detaillierter Einkaufsführer, der die besten cholesterinarmen Lebensmittel auflistet und erklärt, worauf man beim Einkaufen achten sollte. Der Guide enthält Tipps zum Lesen von Etiketten, eine Liste von gesunden Alternativen zu üblichen Zutaten und Empfehlungen für Marken und Produkte, die besonders cholesterinarm sind. Dies erleichtert den Lesern den Einkauf und hilft ihnen, gesündere Entscheidungen zu treffen.

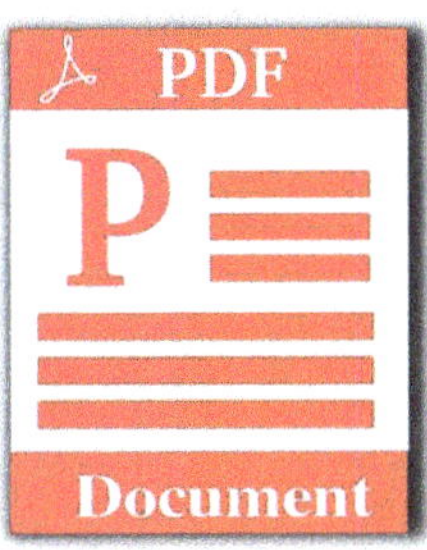

BONUS 2 - **Herzgesundheits-Checkliste**

Eine umfassende Checkliste, die alle wichtigen Aspekte einer herzgesunden Lebensweise abdeckt. Die Checkliste enthält Punkte wie regelmäßige Bewegung, Stressbewältigung, Schlafhygiene und natürlich die Ernährung. Leser können diese Checkliste nutzen, um ihre Fortschritte zu verfolgen und sicherzustellen, dass sie alle wichtigen Maßnahmen zur Förderung ihrer Herzgesundheit ergreifen.

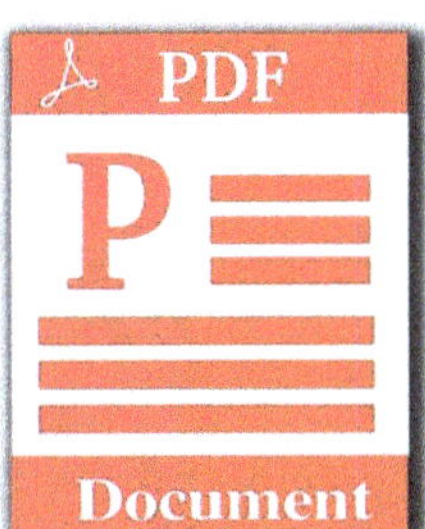

BONUS 3 - **Rezeptkarten zum Ausdrucken**

Ein Set von schön gestalteten Rezeptkarten, die die beliebtesten Rezepte aus dem Buch enthalten. Diese Karten können ausgedruckt und in der Küche aufbewahrt werden, um schnellen Zugriff auf die Rezepte zu ermöglichen. Die visuell ansprechenden Karten machen das Kochen noch angenehmer und helfen, die Rezepte leicht nachzuvollziehen.

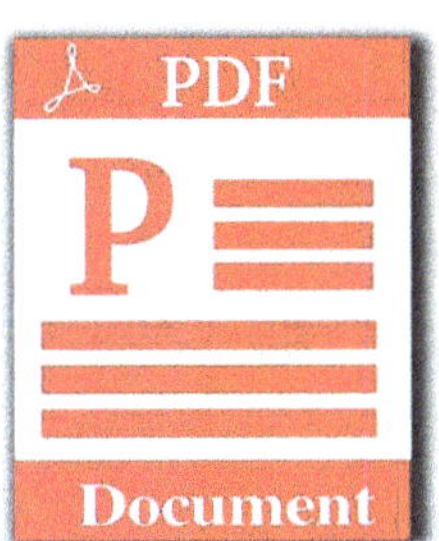

BONUS 4 - **Cholesterin-Senken-Tracker**

Ein praktisches Tool, mit dem Leser ihre Fortschritte bei der Senkung ihres Cholesterinspiegels verfolgen können. Der Tracker enthält Felder für tägliche Mahlzeiten, Bewegung und andere gesundheitsrelevante Aktivitäten. Durch das regelmäßige Eintragen können Leser ihre Fortschritte überwachen und motiviert bleiben.

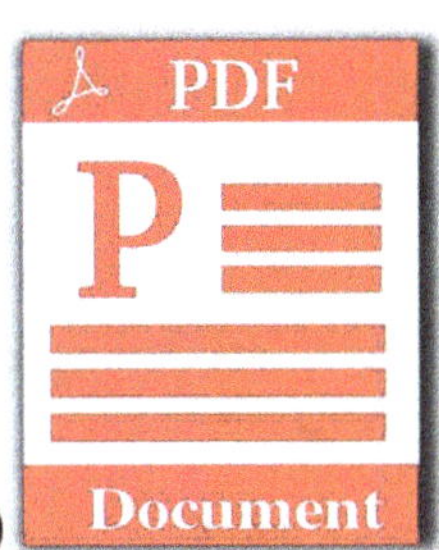

Gehen Sie zum Ende des Buches

Inhaltsverzeichnis

1. Einleitung: die grundlagen des cholesterins

Cholesterin ist eine fettähnliche Substanz, die in jeder Zelle des Körpers vorkommt und für viele lebenswichtige Funktionen notwendig ist. Es spielt eine entscheidende Rolle bei der Bildung von Zellmembranen, der Produktion von Hormonen und der Herstellung von Vitamin D. Cholesterin wird in der Leber produziert, kann aber auch durch die Nahrung aufgenommen werden. Es gibt zwei Haupttypen von Cholesterin: das sogenannte "gute" Cholesterin (HDL) und das "schlechte" Cholesterin (LDL). HDL, oder High-Density-Lipoprotein, hilft dabei, überschüssiges Cholesterin aus den Arterien zu entfernen und zurück zur Leber zu transportieren, wo es abgebaut und aus dem Körper ausgeschieden wird. Ein hoher HDL-Spiegel wird daher als schützend für das Herz angesehen. LDL, oder Low-Density-Lipoprotein, hingegen transportiert Cholesterin von der Leber zu den Zellen. Wenn zu viel LDL im Blut vorhanden ist, kann es sich an den Wänden der Arterien ablagern und Plaques bilden, die die Arterien verengen und verhärten. Dies kann zu einer Atherosklerose führen, die das Risiko für Herzinfarkte und Schlaganfälle erhöht. Ein hoher LDL-Spiegel wird daher als Risikofaktor für Herz-Kreislauf-Erkrankungen angesehen.

Die Ernährung spielt eine wesentliche Rolle bei der Regulierung des Cholesterinspiegels im Blut. Bestimmte Lebensmittel können den LDL-Spiegel erhöhen, während andere dazu beitragen können, ihn zu senken und den HDL-Spiegel zu erhöhen. Gesättigte Fette und Transfette, die in vielen verarbeiteten Lebensmitteln, frittierten Speisen und tierischen Produkten wie Fleisch und Vollmilchprodukten vorkommen, können den LDL-Spiegel erhöhen. Eine Ernährung, die reich an gesättigten Fetten ist, kann die Leber dazu anregen, mehr LDL-Cholesterin zu produzieren, was zu einer Anhäufung im Blut führt. Transfette, die in vielen industriell hergestellten Backwaren und Margarinen enthalten sind, erhöhen nicht nur den LDL-Spiegel, sondern senken auch den HDL-Spiegel, was das Risiko für Herzkrankheiten weiter erhöht.

Auf der anderen Seite gibt es viele Lebensmittel, die helfen können, den Cholesterinspiegel zu senken und die Herzgesundheit zu fördern. Ballaststoffreiche Lebensmittel wie Hafer, Bohnen, Linsen, Obst und Gemüse können den LDL-Spiegel senken, indem sie die Aufnahme von Cholesterin im Darm reduzieren. Pflanzliche Sterine und Stanole, die in kleinen Mengen in vielen pflanzlichen Lebensmitteln vorkommen, können ebenfalls helfen, den Cholesterinspiegel zu senken, indem sie die Aufnahme von Cholesterin im Darm blockieren. Ungesättigte Fette, die in Nüssen, Samen, Avocados und fettem Fisch wie Lachs und Makrele vorkommen, können den HDL-Spiegel erhöhen und den LDL-Spiegel senken. Omega-3-Fettsäuren, die in fettem Fisch, Leinsamen und Walnüssen enthalten sind, haben entzündungshemmende Eigenschaften und können dazu beitragen, die Gesundheit der Arterien zu verbessern.

Zusätzlich zur Ernährung können auch andere Lebensstilfaktoren den Cholesterinspiegel beeinflussen. Regelmäßige körperliche Aktivität kann helfen, den HDL-Spiegel zu erhöhen und den LDL-Spiegel zu senken. Bewegung hilft auch, das Gewicht zu kontrollieren, was ebenfalls positive Auswirkungen auf den Cholesterinspiegel haben kann. Rauchen senkt den HDL-Spiegel und erhöht das Risiko für Atherosklerose, daher kann das Aufhören des Rauchens helfen, den Cholesterinspiegel zu verbessern und die Herzgesundheit zu fördern. Übermäßiger Alkoholkonsum kann den Cholesterinspiegel erhöhen und sollte vermieden oder auf ein moderates Maß beschränkt werden.

Insgesamt ist es wichtig, ein Gleichgewicht zwischen den verschiedenen Arten von Cholesterin zu finden und einen gesunden Lebensstil zu pflegen, um das Risiko für Herz-Kreislauf-Erkrankungen zu minimieren. Eine ausgewogene Ernährung, regelmäßige Bewegung und der Verzicht auf ungesunde Gewohnheiten können dazu beitragen, den Cholesterinspiegel zu kontrollieren und die Herzgesundheit zu fördern. Indem Sie sich bewusst für cholesterinfreundliche Lebensmittel entscheiden und ungesunde Fette vermeiden, können Sie einen wichtigen Beitrag zu Ihrer Gesundheit leisten und das Risiko für Herzkrankheiten reduzieren.

1.1 Verständnis der cholesterinarten: hdl vs. ldl

In der heutigen Gesundheitslandschaft ist das Verständnis der verschiedenen Cholesterinarten von entscheidender Bedeutung, insbesondere wenn es darum geht, Maßnahmen zur Verbesserung der Herzgesundheit zu ergreifen. Cholesterin ist eine fettartige Substanz, die in jeder Zelle des Körpers vorkommt und für die Produktion von Hormonen, Vitamin D und anderen wichtigen Substanzen benötigt wird. Es wird in zwei Haupttypen unterteilt: HDL (High-Density Lipoprotein) und LDL (Low-Density Lipoprotein). Diese beiden Formen von Cholesterin spielen unterschiedliche Rollen im Körper und haben unterschiedliche Auswirkungen auf die Herzgesundheit.

HDL, oft als "gutes" Cholesterin bezeichnet, wirkt wie ein Reinigungsmittel in Ihrem Blutkreislauf. Es transportiert überschüssiges Cholesterin aus den Arterien zurück zur Leber, wo es abgebaut und aus dem Körper ausgeschieden wird. Ein hoher HDL-Spiegel wird mit einem geringeren Risiko für Herzkrankheiten in Verbindung gebracht, da es hilft, die Arterien frei von Plaqueablagerungen zu halten. Studien haben gezeigt, dass Menschen mit höheren HDL-Werten eine geringere Wahrscheinlichkeit haben, Herzinfarkte und Schlaganfälle zu erleiden. Ein Beispiel hierfür ist eine Studie, die im "Journal of the American College of Cardiology" veröffentlicht wurde und zeigte, dass eine Erhöhung des HDL-Spiegels um 1 mg/dL das Risiko für Herzkrankheiten um etwa 2-3% senken kann.

Auf der anderen Seite steht LDL, das oft als "schlechtes" Cholesterin bezeichnet wird. LDL transportiert Cholesterin von der Leber zu den Zellen, wo es benötigt wird. Wenn jedoch zu viel LDL im Blut vorhanden ist, kann es sich an den Wänden der Arterien ablagern und Plaque bilden. Diese Plaqueablagerungen können die Arterien verengen und verhärten, was zu Atherosklerose führt, einer Erkrankung, die das Risiko für Herzinfarkte und Schlaganfälle erheblich erhöht. Eine Studie, die im "New England Journal of Medicine" veröffentlicht wurde, zeigte, dass Menschen mit hohen LDL-Werten ein signifikant höheres Risiko für koronare Herzkrankheiten haben. Die Forscher fanden heraus, dass eine Senkung des LDL-Spiegels um 1 mmol/L das Risiko für kardiovaskuläre Ereignisse um etwa 20% reduzieren kann.

Die Balance zwischen HDL und LDL ist entscheidend für die Aufrechterhaltung einer guten Herzgesundheit. Ein hoher HDL-Spiegel kann die schädlichen Auswirkungen eines hohen LDL-Spiegels teilweise ausgleichen, aber das Ziel sollte immer sein, den LDL-Spiegel zu senken und den HDL-Spiegel zu erhöhen. Dies kann durch verschiedene Maßnahmen erreicht werden, einschließlich einer gesunden Ernährung, regelmäßiger Bewegung und gegebenenfalls medikamentöser Behandlung.

Ernährung spielt eine zentrale Rolle bei der Regulierung von Cholesterinwerten. Lebensmittel, die reich an gesättigten Fetten und Transfetten sind, können den LDL-Spiegel erhöhen. Beispiele hierfür sind fettreiche Fleischsorten, Vollmilchprodukte, frittierte Lebensmittel und verarbeitete Snacks. Im Gegensatz dazu können Lebensmittel, die reich an ungesättigten Fetten sind, wie Nüsse, Samen, Avocados und fetter Fisch, den HDL-Spiegel erhöhen und den LDL-Spiegel senken. Eine Studie, die in der "American Journal of Clinical Nutrition" veröffentlicht wurde, zeigte, dass der Verzehr von Mandeln den HDL-Spiegel signifikant erhöhen und den LDL-Spiegel senken kann. Die Teilnehmer, die täglich Mandeln aßen, hatten nach sechs Wochen einen um 6% höheren HDL-Spiegel und einen um 7% niedrigeren LDL-Spiegel im Vergleich zur Kontrollgruppe.

Ballaststoffe sind ein weiterer wichtiger Bestandteil einer cholesterinsenkenden Ernährung. Lösliche Ballaststoffe, die in Hafer, Bohnen, Linsen, Äpfeln und Birnen vorkommen, können helfen, den LDL-Spiegel zu senken, indem sie die Aufnahme von Cholesterin im Darm blockieren. Eine Meta-Analyse, die im "Journal of the American Medical Association" veröffentlicht wurde, zeigte, dass eine tägliche Aufnahme von 5-10 Gramm löslicher Ballaststoffe den LDL-Spiegel um etwa 5% senken kann.

Bewegung ist ebenfalls ein wirksames Mittel zur Verbesserung der Cholesterinwerte. Regelmäßige körperliche Aktivität kann den HDL-Spiegel erhöhen und den LDL-Spiegel senken. Die American Heart Association empfiehlt mindestens 150 Minuten moderate Aerobic-Aktivität oder 75 Minuten intensive Aerobic-Aktivität pro Woche, kombiniert mit muskelstärkenden Aktivitäten an zwei oder mehr Tagen pro Woche. Eine Studie, die im "Circulation" Journal veröffentlicht wurde, zeigte, dass Teilnehmer, die regelmäßig joggten, einen um 10% höheren HDL-Spiegel und einen um 5% niedrigeren LDL-Spiegel hatten als diejenigen, die nicht regelmäßig trainierten.

Neben Ernährung und Bewegung können auch bestimmte Medikamente zur Senkung des LDL-Spiegels und zur Erhöhung des HDL-Spiegels beitragen. Statine sind die am häufigsten verschriebenen Medikamente zur Senkung des LDL-Spiegels. Sie wirken, indem sie die Produktion von Cholesterin in der Leber blockieren. Eine Studie, die im "Lancet" veröffentlicht wurde, zeigte, dass Statine das Risiko für kardiovaskuläre Ereignisse um etwa 25% senken können. Andere Medikamente, wie Fibrate und Niacin, können ebenfalls helfen, den HDL-Spiegel zu erhöhen und den LDL-Spiegel zu senken.

Es ist wichtig zu betonen, dass die Senkung des LDL-Spiegels und die Erhöhung des HDL-Spiegels nicht nur durch eine Maßnahme erreicht werden können. Ein ganzheitlicher Ansatz, der Ernährung, Bewegung und gegebenenfalls medikamentöse Behandlung kombiniert, ist der effektivste Weg, um die Cholesterinwerte zu verbessern und die Herzgesundheit zu fördern. Ein Beispiel für einen solchen ganzheitlichen Ansatz ist das Mediterranean Diet Pattern, das reich an ungesättigten Fetten, Ballaststoffen und Antioxidantien ist. Studien haben gezeigt, dass Menschen, die sich an die mediterrane Ernährung halten, niedrigere LDL-Spiegel und höhere HDL-Spiegel haben und ein geringeres Risiko für Herzkrankheiten aufweisen.

Zusammenfassend lässt sich sagen, dass das Verständnis der Unterschiede zwischen HDL und LDL und die Umsetzung von Maßnahmen zur Verbesserung dieser Werte entscheidend für die Förderung der Herzgesundheit sind. Durch eine Kombination aus gesunder Ernährung, regelmäßiger Bewegung und gegebenenfalls medikamentöser Behandlung können Sie Ihre Cholesterinwerte optimieren und das Risiko für Herzkrankheiten erheblich reduzieren. Es ist nie zu spät, positive Veränderungen in Ihrem Lebensstil vorzunehmen und Ihre Herzgesundheit in die Hand zu nehmen.

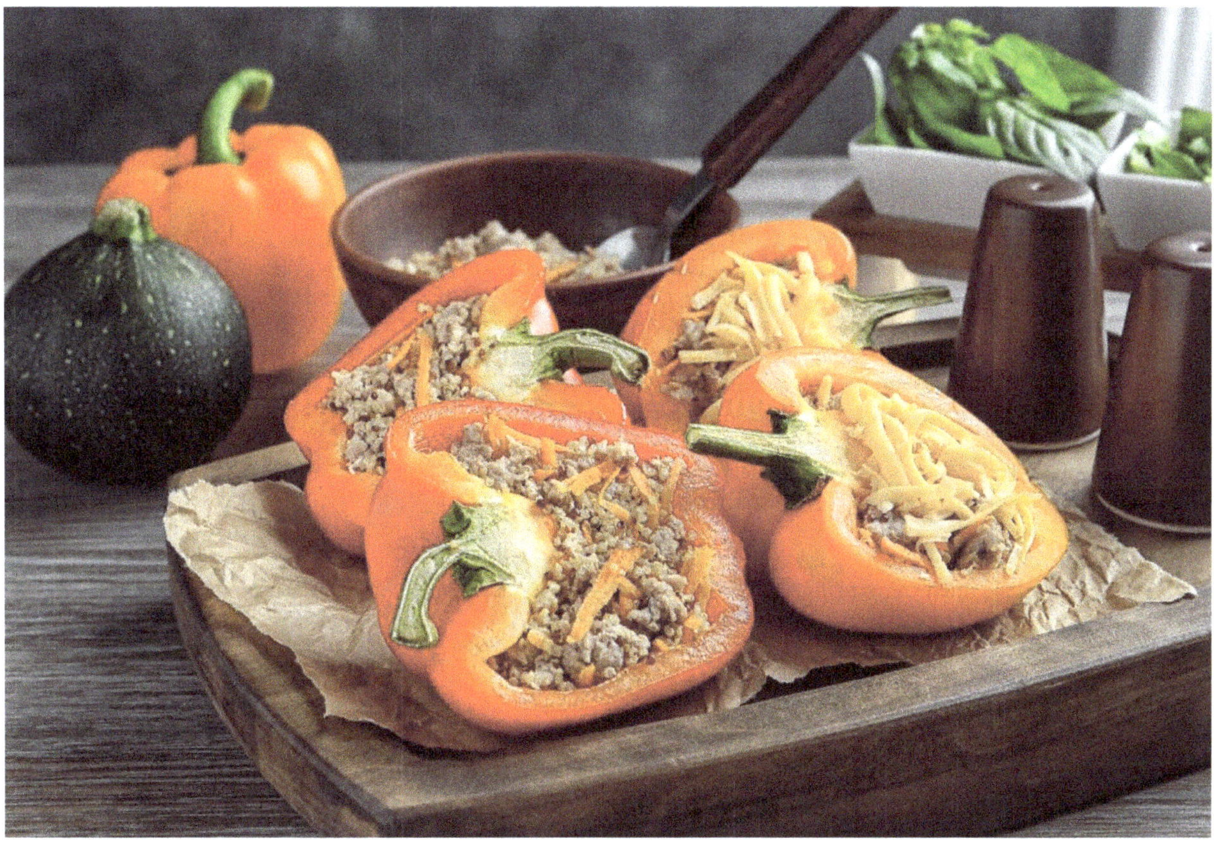

1.2 Ernährungseinflüsse auf den cholesterinspiegel

In diesem Subkapitel werden wir tief in die komplexe Welt der Ernährung eintauchen und untersuchen, wie verschiedene Lebensmittel und Ernährungsgewohnheiten den Cholesterinspiegel beeinflussen können. Cholesterin ist ein wesentlicher Bestandteil unseres Körpers, der für die Bildung von Zellmembranen, Hormonen und Vitamin D notwendig ist. Es gibt jedoch zwei Haupttypen von Cholesterin, die unterschiedliche Auswirkungen auf unsere Gesundheit haben: das "gute" HDL-Cholesterin (High-Density Lipoprotein) und das "schlechte" LDL-Cholesterin (Low-Density Lipoprotein). Während HDL-Cholesterin dazu beiträgt, überschüssiges Cholesterin aus den Arterien zu entfernen und zur Leber zurückzuführen, wo es abgebaut und ausgeschieden wird, kann ein hoher LDL-Cholesterinspiegel zur Bildung von Plaques in den Arterien führen, was das Risiko von Herz-Kreislauf-Erkrankungen erhöht.

Die Ernährung spielt eine entscheidende Rolle bei der Regulierung des Cholesterinspiegels im Blut. Bestimmte Lebensmittel können den LDL-Spiegel erhöhen, während andere den HDL-Spiegel fördern können. Beginnen wir mit den negativen Einflüssen: Gesättigte Fette, die hauptsächlich in tierischen Produkten wie rotem Fleisch, Butter und Vollfettmilchprodukten vorkommen, können den LDL-Cholesterinspiegel erhöhen. Transfette, die in vielen verarbeiteten Lebensmitteln wie Backwaren, frittierten Lebensmitteln und Margarine enthalten sind, haben ebenfalls eine stark negative Wirkung auf den Cholesterinspiegel. Sie erhöhen nicht nur das LDL-Cholesterin, sondern senken auch das HDL-Cholesterin, was besonders schädlich ist. Ein Beispiel dafür ist eine Studie, die im "New England Journal of Medicine" veröffentlicht wurde und zeigte, dass der Verzehr von Transfetten das Risiko für Herzkrankheiten signifikant erhöht.

Auf der anderen Seite gibt es viele Lebensmittel, die den Cholesterinspiegel positiv beeinflussen können. Ungesättigte Fette, die in pflanzlichen Ölen wie Olivenöl, Rapsöl und Avocadoöl enthalten sind, können helfen, den LDL-Spiegel zu senken und den HDL-Spiegel zu erhöhen. Omega-3-Fettsäuren, die in fettem Fisch wie Lachs, Makrele und Sardinen vorkommen, sind besonders vorteilhaft für die Herzgesundheit. Sie können Entzündungen reduzieren, den Blutdruck senken und den HDL-Cholesterinspiegel erhöhen. Eine Studie, die im "Journal of the American Medical Association" veröffentlicht wurde, zeigte, dass der regelmäßige Verzehr von Omega-3-Fettsäuren das Risiko für Herz-Kreislauf-Erkrankungen um bis zu 30% senken kann.

Ballaststoffe spielen ebenfalls eine wichtige Rolle bei der Regulierung des Cholesterinspiegels. Lösliche Ballaststoffe, die in Hafer, Gerste, Bohnen, Linsen, Äpfeln und Birnen enthalten sind, können helfen, den LDL-Cholesterinspiegel zu senken. Sie binden Cholesterin im Verdauungstrakt und verhindern, dass es ins Blut aufgenommen wird. Eine Studie, die im "American Journal of Clinical Nutrition" veröffentlicht wurde, zeigte, dass der Verzehr von 5-10 Gramm löslicher Ballaststoffe pro Tag den LDL-Cholesterinspiegel um etwa 5% senken kann.

Pflanzliche Sterine und Stanole, die in kleinen Mengen in vielen pflanzlichen Lebensmitteln vorkommen, können ebenfalls helfen, den Cholesterinspiegel zu senken. Diese Substanzen blockieren die Aufnahme von Cholesterin im Darm und können den LDL-Cholesterinspiegel um bis zu 10% senken, wenn sie in ausreichenden Mengen konsumiert werden. Viele Lebensmittelhersteller fügen mittlerweile Sterine und Stanole zu Produkten wie Margarine, Orangensaft und Joghurt hinzu, um deren cholesterinsenkende Wirkung zu verstärken.

Antioxidantien, die in einer Vielzahl von Obst und Gemüse enthalten sind, können ebenfalls eine schützende Wirkung auf das Herz-Kreislauf-System haben. Sie verhindern die Oxidation von LDL-Cholesterin, ein Prozess, der zur Bildung von Plaques in den Arterien beitragen kann. Besonders reich an Antioxidantien sind Beeren, Zitrusfrüchte, grünes Blattgemüse, Nüsse und Samen. Eine Studie, die im "Journal of Nutrition" veröffentlicht wurde, zeigte, dass der Verzehr von antioxidantienreichen Lebensmitteln das Risiko für Herz-Kreislauf-Erkrankungen um bis zu 20% senken kann.

Neben der Auswahl der richtigen Lebensmittel ist auch die Art und Weise, wie wir essen, von Bedeutung. Regelmäßige Mahlzeiten und das Vermeiden von übermäßigem Essen können helfen, den Cholesterinspiegel zu kontrollieren. Es ist auch wichtig, auf die Portionsgrößen zu achten und eine ausgewogene Ernährung zu pflegen, die reich an Obst, Gemüse, Vollkornprodukten, magerem Protein und gesunden Fetten ist.

Ein weiterer wichtiger Aspekt ist die Zubereitung der Lebensmittel. Das Kochen mit gesunden Methoden wie Dämpfen, Grillen, Backen und Dünsten kann helfen, den Fettgehalt der Mahlzeiten zu reduzieren und die Nährstoffdichte zu erhöhen. Vermeiden Sie das Braten und Frittieren von Lebensmitteln, da diese Methoden den Fettgehalt und die Kalorienzahl erheblich erhöhen können.

Zusammenfassend lässt sich sagen, dass die Ernährung einen erheblichen Einfluss auf den Cholesterinspiegel und die Herzgesundheit hat. Durch die bewusste Auswahl von Lebensmitteln, die reich an ungesättigten Fetten, Omega-3-Fettsäuren, Ballaststoffen, pflanzlichen Sterinen und Antioxidantien sind, können wir unseren HDL-Cholesterinspiegel erhöhen und den LDL-Cholesterinspiegel senken. Gleichzeitig sollten wir den Verzehr von gesättigten Fetten und Transfetten minimieren und gesunde Zubereitungsmethoden wählen. Indem wir diese Ernährungsgewohnheiten in unseren Alltag integrieren, können wir nicht nur unseren Cholesterinspiegel verbessern, sondern auch unser allgemeines Wohlbefinden und unsere Herzgesundheit fördern.

2. Einkaufsführer und ernährungsrichtlinien

Einkaufen für eine cholesterinbewusste Ernährung kann zunächst überwältigend erscheinen, aber mit den richtigen Informationen und Strategien wird es schnell zur Routine. Der erste Schritt besteht darin, zu verstehen, welche Lebensmittel den Cholesterinspiegel positiv oder negativ beeinflussen können. Beginnen wir mit der Auswahl cholesterinarmer Zutaten. Obst und Gemüse sollten die Grundlage Ihrer Ernährung bilden. Sie sind nicht nur cholesterinfrei, sondern auch reich an Ballaststoffen, Vitaminen und Antioxidantien, die zur Senkung des LDL-Cholesterins beitragen können. Achten Sie darauf, eine Vielzahl von Farben und Sorten zu wählen, um sicherzustellen, dass Sie eine breite Palette an Nährstoffen erhalten. Beeren, Äpfel, Orangen, Karotten, Brokkoli, Spinat und Tomaten sind hervorragende Optionen.

Vollkornprodukte sind eine weitere wichtige Komponente einer cholesterinbewussten Ernährung. Sie enthalten mehr Ballaststoffe als raffinierte Körner und können helfen, den Cholesterinspiegel zu senken. Wählen Sie Vollkornbrot, Vollkornnudeln, braunen Reis, Quinoa und Haferflocken. Beim Einkauf von Brot und Getreideprodukten sollten Sie die Etiketten sorgfältig lesen und Produkte auswählen, die als "100% Vollkorn" gekennzeichnet sind.

Hülsenfrüchte wie Bohnen, Linsen und Kichererbsen sind ausgezeichnete pflanzliche Proteinquellen und enthalten keine gesättigten Fette. Sie sind vielseitig einsetzbar und können in Suppen, Salaten, Eintöpfen und als Fleischersatz in vielen Gerichten verwendet werden. Nüsse und Samen sind ebenfalls wertvolle Bestandteile einer cholesterinbewussten Ernährung. Mandeln, Walnüsse, Leinsamen und Chiasamen sind reich an ungesättigten Fettsäuren und Ballaststoffen. Achten Sie darauf, ungesalzene und ungeröstete Varianten zu wählen, um zusätzlichen Natrium- und Fettgehalt zu vermeiden.

Fettreiche Fische wie Lachs, Makrele und Sardinen sind reich an Omega-3-Fettsäuren, die nachweislich das HDL-Cholesterin erhöhen und das LDL-Cholesterin senken können. Versuchen Sie, mindestens zweimal pro Woche Fisch in Ihre Ernährung zu integrieren. Wenn Sie Fisch nicht mögen, können Sie auch Omega-3-reiche pflanzliche Quellen wie Leinsamenöl, Chiasamen und Walnüsse verwenden.

Milchprodukte sollten fettarm oder fettfrei sein. Wählen Sie fettarme Milch, Joghurt und Käse, um die Aufnahme gesättigter Fette zu reduzieren. Es gibt auch viele pflanzliche Alternativen wie Mandelmilch, Sojamilch und Kokosjoghurt, die wenig oder kein Cholesterin enthalten. Beim Fleisch sollten Sie magere Stücke wie Hähnchenbrust ohne Haut, Putenbrust und mageres Rindfleisch bevorzugen. Vermeiden Sie verarbeitete Fleischprodukte wie Wurst, Speck und Schinken, die oft hohe Mengen an gesättigten Fetten und Cholesterin enthalten.

Nun zum Ersetzen ungesunder Alternativen: Ein häufiger Fehler ist die Verwendung von Butter oder Margarine beim Kochen und Backen. Stattdessen können Sie pflanzliche Öle wie Olivenöl oder Rapsöl verwenden, die reich an einfach ungesättigten Fettsäuren sind. Diese Öle können helfen, das LDL-Cholesterin zu senken, ohne den Geschmack Ihrer Gerichte zu beeinträchtigen. Beim Backen können Sie Apfelmus oder zerdrückte Bananen als Ersatz für Butter verwenden, um den Fettgehalt zu reduzieren.

Zuckerhaltige Getränke und Snacks sind ebenfalls problematisch. Sie liefern leere Kalorien und können zu Gewichtszunahme und erhöhtem Cholesterinspiegel führen. Ersetzen Sie zuckerhaltige Limonaden durch Wasser, ungesüßten Tee oder selbstgemachte Smoothies. Für Snacks können Sie frisches Obst, Gemüsesticks mit Hummus oder eine Handvoll Nüsse wählen.

Ein weiterer wichtiger Aspekt ist das Lesen von Lebensmitteletiketten. Achten Sie auf die Angaben zu gesättigten Fetten, Transfetten und Cholesterin. Produkte, die als "cholesterinfrei" oder "fettarm" gekennzeichnet sind, können dennoch hohe Mengen an Zucker oder ungesunden Fetten enthalten. Es ist wichtig, die gesamte Nährwerttabelle zu überprüfen und nicht nur auf die Marketingaussagen auf der Vorderseite der Verpackung zu vertrauen.

Planen Sie Ihre Mahlzeiten im Voraus und erstellen Sie eine Einkaufsliste, um Impulskäufe zu vermeiden. Dies hilft Ihnen, sich an Ihre Ernährungsziele zu halten und sicherzustellen, dass Sie immer gesunde Zutaten zur Hand haben. Versuchen Sie, frische, unverarbeitete Lebensmittel zu kaufen und verarbeitete Lebensmittel so weit wie möglich zu vermeiden. Wenn Sie verarbeitete Lebensmittel kaufen müssen, wählen Sie diejenigen mit den wenigsten Zutaten und ohne künstliche Zusatzstoffe.

Der Einkauf auf lokalen Bauernmärkten kann eine großartige Möglichkeit sein, frische, saisonale und oft biologisch angebaute Produkte zu finden. Diese Märkte bieten auch die Möglichkeit, direkt mit den Erzeugern zu sprechen und mehr über die Herkunft und den Anbau der Lebensmittel zu erfahren. Dies kann Ihnen helfen, bewusstere Entscheidungen zu treffen und die Qualität Ihrer Lebensmittel zu verbessern.

Zusammenfassend lässt sich sagen, dass der Schlüssel zu einer cholesterinbewussten Ernährung darin besteht, eine Vielzahl von frischen, unverarbeiteten Lebensmitteln zu wählen, die reich an Ballaststoffen, ungesättigten Fettsäuren und Nährstoffen sind. Durch das Ersetzen ungesunder Alternativen und das sorgfältige Lesen von Lebensmitteletiketten können Sie Ihre Ernährung verbessern, ohne auf Geschmack zu verzichten. Mit ein wenig Planung und den richtigen Strategien wird der Einkauf für eine cholesterinbewusste Ernährung schnell zur Gewohnheit und trägt wesentlich zur Verbesserung Ihrer Herzgesundheit bei.

2.1 Auswahl cholesterinarmer zutaten

Die Auswahl cholesterinarmer Zutaten ist ein entscheidender Schritt auf dem Weg zu einer herzgesunden Ernährung. In diesem Abschnitt werden wir uns eingehend mit den besten Lebensmitteln befassen, die von Natur aus niedrige Cholesterinwerte aufweisen, und wie Sie diese effektiv in Ihre täglichen Mahlzeiten integrieren können. Beginnen wir mit Gemüse und Obst, die nicht nur cholesterinfrei sind, sondern auch reich an Ballaststoffen, Vitaminen und Mineralstoffen. Gemüse wie Brokkoli, Spinat, Karotten und Paprika sind hervorragende Quellen für lösliche Ballaststoffe, die helfen können, den LDL-Cholesterinspiegel zu senken. Studien haben gezeigt, dass eine Ernährung, die reich an Gemüse ist, das Risiko von Herzkrankheiten erheblich reduzieren kann. Versuchen Sie, mindestens fünf Portionen Gemüse pro Tag zu essen, indem Sie sie in Salaten, Suppen, Eintöpfen oder als Beilage zu Ihren Hauptgerichten integrieren. Obst wie Äpfel, Orangen, Beeren und Birnen sind ebenfalls reich an Ballaststoffen und Antioxidantien, die zur Senkung des Cholesterinspiegels beitragen können. Besonders Äpfel enthalten Pektin, eine Art löslicher Ballaststoff, der nachweislich den LDL-Cholesterinspiegel senkt. Eine Studie der University of Reading ergab, dass der tägliche Verzehr von zwei Äpfeln den Cholesterinspiegel innerhalb von acht Wochen um bis zu 10 % senken kann. Fügen Sie Obst zu Ihrem Frühstück hinzu, genießen Sie es als Snack oder als Dessert nach den Mahlzeiten.

Vollkornprodukte sind eine weitere wichtige Komponente einer cholesterinbewussten Ernährung. Haferflocken, Vollkornbrot, brauner Reis und Quinoa sind reich an Ballaststoffen, die die Aufnahme von Cholesterin im Darm reduzieren können. Haferflocken enthalten Beta-Glucan, eine Art löslicher Ballaststoff, der besonders wirksam bei der Senkung des LDL-Cholesterinspiegels ist. Eine Meta-Analyse von 28 Studien ergab, dass der Verzehr von drei Gramm Beta-Glucan pro Tag den LDL-Cholesterinspiegel um bis zu 7 % senken kann. Beginnen Sie Ihren Tag mit einer Schüssel Haferflocken, verwenden Sie Vollkornbrot für Ihre Sandwiches und ersetzen Sie weißen Reis durch braunen Reis oder Quinoa in Ihren Hauptgerichten.

Mageres Protein ist ebenfalls entscheidend für eine cholesterinbewusste Ernährung. Wählen Sie mageres Fleisch wie Hähnchenbrust ohne Haut, Putenfleisch und mageres Rindfleisch. Fisch, insbesondere fettreiche Sorten wie Lachs, Makrele und Sardinen, sind ausgezeichnete Quellen für Omega-3-Fettsäuren, die nachweislich den HDL-Cholesterinspiegel erhöhen und Entzündungen im Körper reduzieren. Die American Heart Association empfiehlt, mindestens zwei Portionen fettreichen Fisch pro Woche zu essen. Wenn Sie Vegetarier oder Veganer sind, sind pflanzliche Proteinquellen wie Tofu, Tempeh, Bohnen und Linsen hervorragende Alternativen. Diese Lebensmittel sind nicht nur cholesterinfrei, sondern auch reich an Ballaststoffen und anderen Nährstoffen, die zur Herzgesundheit beitragen.

Nüsse und Samen sind ebenfalls wertvolle Ergänzungen zu einer cholesterinbewussten Ernährung. Mandeln, Walnüsse, Leinsamen und Chiasamen enthalten gesunde Fette, Ballaststoffe und pflanzliche Sterole, die helfen können, den Cholesterinspiegel zu senken. Eine Studie der Harvard School of Public Health ergab, dass der tägliche Verzehr von 30 Gramm Nüssen den LDL-Cholesterinspiegel um bis zu 5 % senken kann. Fügen Sie Nüsse und Samen zu Ihrem Frühstück, Salaten oder als Snack zwischendurch hinzu.

Pflanzliche Öle wie Olivenöl, Rapsöl und Leinöl sind ebenfalls vorteilhaft für die Herzgesundheit. Diese Öle enthalten einfach ungesättigte und mehrfach ungesättigte Fettsäuren, die helfen können, den LDL-Cholesterinspiegel zu senken und den HDL-Cholesterinspiegel zu erhöhen. Eine Studie der University of Barcelona zeigte, dass der tägliche Verzehr von Olivenöl das Risiko von Herzkrankheiten um bis zu 30 % reduzieren kann. Verwenden Sie diese Öle zum Kochen, Braten oder als Dressing für Ihre Salate.

Milchprodukte sollten sorgfältig ausgewählt werden, um den Cholesterinspiegel zu kontrollieren. Wählen Sie fettarme oder fettfreie Milch, Joghurt und Käse, um die Aufnahme von gesättigten Fettsäuren zu reduzieren. Eine Studie der University of Copenhagen ergab, dass der Verzehr von fettarmen Milchprodukten den LDL-Cholesterinspiegel um bis zu 5 % senken kann. Wenn Sie laktoseintolerant sind oder eine vegane Ernährung bevorzugen, sind pflanzliche Milchalternativen wie Mandelmilch, Sojamilch und Hafermilch gute Optionen.

Eier sind eine umstrittene Zutat, wenn es um Cholesterin geht. Während das Eigelb Cholesterin enthält, haben neuere Studien gezeigt, dass der Verzehr von Eiern in Maßen keinen signifikanten Einfluss auf den Cholesterinspiegel hat. Eine Studie der University of Sydney ergab, dass der Verzehr von bis zu sieben Eiern pro Woche für die meisten Menschen sicher ist. Wenn Sie jedoch bereits einen hohen Cholesterinspiegel haben, sollten Sie den Verzehr von Eiern einschränken und stattdessen Eiweiß oder Eiersatzprodukte verwenden.

Hülsenfrüchte wie Bohnen, Linsen und Erbsen sind ebenfalls hervorragende cholesterinarme Zutaten. Diese Lebensmittel sind reich an Ballaststoffen, Proteinen und anderen Nährstoffen, die zur Senkung des Cholesterinspiegels beitragen können. Eine Meta-Analyse von 26 Studien ergab, dass der tägliche Verzehr von Hülsenfrüchten den LDL-Cholesterinspiegel um bis zu 5 % senken kann. Fügen Sie Hülsenfrüchte zu Suppen, Eintöpfen, Salaten oder als Beilage zu Ihren Hauptgerichten hinzu.

Schließlich sollten Sie auch auf die Zubereitungsmethoden achten, um den Cholesterinspiegel zu kontrollieren. Vermeiden Sie frittierte Lebensmittel und entscheiden Sie sich stattdessen für gesündere Kochmethoden wie Grillen, Backen, Dämpfen oder Sautieren. Verwenden Sie pflanzliche Öle anstelle von Butter oder Margarine und reduzieren Sie den Einsatz von Salz und Zucker in Ihren Rezepten.

Zusammenfassend lässt sich sagen, dass die Auswahl cholesterinarmer Zutaten und deren Integration in Ihre täglichen Mahlzeiten ein wesentlicher Schritt zur Verbesserung Ihrer Herzgesundheit ist. Indem Sie eine Vielzahl von Gemüse, Obst, Vollkornprodukten, mageren Proteinen, Nüssen, Samen, pflanzlichen Ölen, fettarmen Milchprodukten, Eiern in Maßen und Hülsenfrüchten in Ihre Ernährung aufnehmen und gesunde Zubereitungsmethoden wählen, können Sie Ihren Cholesterinspiegel effektiv senken und das Risiko von Herzkrankheiten reduzieren. Denken Sie daran, dass eine ausgewogene Ernährung, regelmäßige körperliche Aktivität und ein gesunder Lebensstil die besten Maßnahmen sind, um Ihre Herzgesundheit zu fördern und ein langes, gesundes Leben zu führen.

2.2 Ersetzen ungesunder alternativen

Das Ersetzen ungesunder Alternativen ist ein wesentlicher Schritt auf dem Weg zu einer cholesterinbewussten Ernährung, ohne dabei auf Geschmack und Genuss verzichten zu müssen. Viele von uns sind es gewohnt, bestimmte Lebensmittel und Zutaten in unserer täglichen Küche zu verwenden, die jedoch oft reich an gesättigten Fetten, Transfetten und Zucker sind – allesamt Faktoren, die den Cholesterinspiegel negativ beeinflussen können. Doch mit ein wenig Wissen und Kreativität lassen sich diese ungesunden Zutaten durch gesündere Alternativen ersetzen, die nicht nur den Cholesterinspiegel senken, sondern auch den Geschmack Ihrer Gerichte bereichern können.

Beginnen wir mit Fetten, die in vielen Rezepten eine zentrale Rolle spielen. Gesättigte Fette und Transfette, die in Butter, Schmalz und vielen verarbeiteten Lebensmitteln vorkommen, sind bekannt dafür, den LDL-Cholesterinspiegel zu erhöhen. Eine hervorragende Alternative zu diesen ungesunden Fetten sind ungesättigte Fette, die in pflanzlichen Ölen wie Olivenöl, Rapsöl und Avocadoöl enthalten sind. Diese Öle sind reich an einfach ungesättigten und mehrfach ungesättigten Fettsäuren, die nachweislich den HDL-Cholesterinspiegel erhöhen und gleichzeitig den LDL-Cholesterinspiegel senken können. Ein einfaches Beispiel: Anstatt Butter zum Braten zu verwenden, greifen Sie zu Olivenöl. Es verleiht Ihren Gerichten nicht nur einen feinen Geschmack, sondern ist auch eine gesündere Wahl für Ihr Herz.

Ein weiteres häufig verwendetes Fett ist Margarine, die oft als gesündere Alternative zu Butter angesehen wird. Allerdings enthalten viele Margarinen Transfette, die ebenso schädlich sein können. Achten Sie beim Kauf von Margarine darauf, dass sie keine gehärteten Fette enthält. Eine noch bessere Alternative ist die Verwendung von Avocado als Brotaufstrich oder in Backrezepten. Avocado ist reich an gesunden Fetten und verleiht Ihren Gerichten eine cremige Textur und einen milden Geschmack.

Zucker ist ein weiterer Übeltäter, der in vielen unserer Lieblingsspeisen und -getränke lauert. Ein hoher Zuckerkonsum kann nicht nur zu Gewichtszunahme und Diabetes führen, sondern auch den Cholesterinspiegel negativ beeinflussen. Glücklicherweise gibt es zahlreiche Möglichkeiten, Zucker in Ihrer Ernährung zu reduzieren, ohne auf Süße zu verzichten. Eine der einfachsten Methoden ist die Verwendung von natürlichen Süßungsmitteln wie Honig, Ahornsirup oder Agavendicksaft. Diese enthalten zwar auch Zucker, aber sie bieten zusätzliche Nährstoffe und haben einen geringeren glykämischen Index als raffinierter Zucker. Für Backrezepte können Sie auch Apfelmus oder pürierte Bananen verwenden, um die Süße zu erhöhen und gleichzeitig den Fettgehalt zu reduzieren.

Ein weiteres Beispiel für den Ersatz von Zucker ist die Verwendung von Zimt oder Vanilleextrakt, um den Geschmack von Speisen zu verbessern. Diese Gewürze können die Wahrnehmung von Süße verstärken, ohne dass zusätzlicher Zucker hinzugefügt werden muss. Probieren Sie zum Beispiel, Ihren morgendlichen Haferflocken eine Prise Zimt hinzuzufügen oder Ihren Joghurt mit einem Hauch Vanilleextrakt zu verfeinern.

Milchprodukte sind ebenfalls oft reich an gesättigten Fetten und können den Cholesterinspiegel erhöhen. Hier bieten sich zahlreiche Alternativen an, die nicht nur gesünder, sondern auch geschmacklich interessant sind. Anstelle von Vollmilch können Sie fettarme Milch oder pflanzliche Milchalternativen wie Mandelmilch, Sojamilch oder Hafermilch verwenden. Diese sind nicht nur cholesterinfrei, sondern enthalten oft auch zusätzliche Vitamine und Mineralstoffe. Für Käse gibt es ebenfalls fettarme Varianten oder pflanzliche Alternativen, die aus Nüssen oder Soja hergestellt werden und eine gute Quelle für gesunde Fette und Proteine darstellen.

Ein weiteres häufig verwendetes Lebensmittel, das durch eine gesündere Alternative ersetzt werden kann, ist rotes Fleisch. Rotes Fleisch, insbesondere verarbeitetes Fleisch wie Wurst und Speck, ist reich an gesättigten Fetten und Cholesterin. Eine hervorragende Alternative ist der Verzehr von magerem Fleisch wie Hähnchen oder Pute ohne Haut, Fisch oder pflanzlichen Proteinquellen wie Tofu, Tempeh oder Hülsenfrüchten. Diese Alternativen sind nicht nur fettärmer, sondern bieten auch wertvolle Nährstoffe wie Omega-3-Fettsäuren, die gut für das Herz sind. Ein Beispiel für ein köstliches und gesundes Gericht ist gegrillter Lachs mit einer Avocado-Salsa. Lachs ist reich an Omega-3-Fettsäuren und die Avocado-Salsa liefert gesunde Fette und einen erfrischenden Geschmack.

Auch bei Snacks und Süßigkeiten gibt es zahlreiche Möglichkeiten, ungesunde Zutaten durch gesündere Alternativen zu ersetzen. Anstelle von Chips und Keksen können Sie zu Nüssen, Samen oder selbstgemachten Gemüsesticks mit Hummus greifen. Diese Snacks sind nicht nur nährstoffreicher, sondern enthalten auch gesunde Fette und Ballaststoffe, die den Cholesterinspiegel positiv beeinflussen können. Für süße Snacks können Sie frisches Obst, Trockenfrüchte oder selbstgemachte Müsliriegel verwenden, die mit natürlichen Süßungsmitteln und gesunden Fetten zubereitet werden.

Ein weiteres Beispiel für den Ersatz ungesunder Alternativen ist die Verwendung von Vollkornprodukten anstelle von raffinierten Getreideprodukten. Vollkornprodukte wie Vollkornbrot, Vollkornnudeln und brauner Reis enthalten mehr Ballaststoffe und Nährstoffe als ihre raffinierten Gegenstücke und können dazu beitragen, den Cholesterinspiegel zu senken. Ballaststoffe binden Cholesterin im Darm und verhindern dessen Aufnahme in den Blutkreislauf. Ein einfaches Beispiel: Anstelle von weißem Reis können Sie braunen Reis oder Quinoa verwenden, die nicht nur gesünder sind, sondern auch einen nussigen Geschmack und eine interessante Textur bieten.

Auch bei der Zubereitung von Speisen gibt es zahlreiche Möglichkeiten, ungesunde Zutaten durch gesündere Alternativen zu ersetzen.

Anstelle von frittierten Speisen können Sie Ihre Lebensmittel grillen, backen oder dämpfen. Diese Zubereitungsmethoden erfordern weniger Fett und bewahren gleichzeitig den Geschmack und die Nährstoffe der Lebensmittel. Ein Beispiel ist die Zubereitung von Gemüse im Ofen anstelle von Frittieren. Gebackenes Gemüse wie Süßkartoffeln, Karotten oder Blumenkohl ist nicht nur gesünder, sondern auch unglaublich lecker und vielseitig einsetzbar.

Zusammenfassend lässt sich sagen, dass das Ersetzen ungesunder Alternativen durch gesündere Optionen ein wichtiger Schritt auf dem Weg zu einer cholesterinbewussten Ernährung ist. Mit ein wenig Kreativität und Wissen können Sie Ihre Lieblingsrezepte anpassen und gesündere Entscheidungen treffen, ohne dabei auf Geschmack und Genuss verzichten zu müssen. Denken Sie daran, dass kleine Veränderungen in Ihrer Ernährung große Auswirkungen auf Ihre Gesundheit haben können. Indem Sie gesündere Alternativen wählen, können Sie nicht nur Ihren Cholesterinspiegel senken, sondern auch Ihre allgemeine Gesundheit und Ihr Wohlbefinden verbessern.

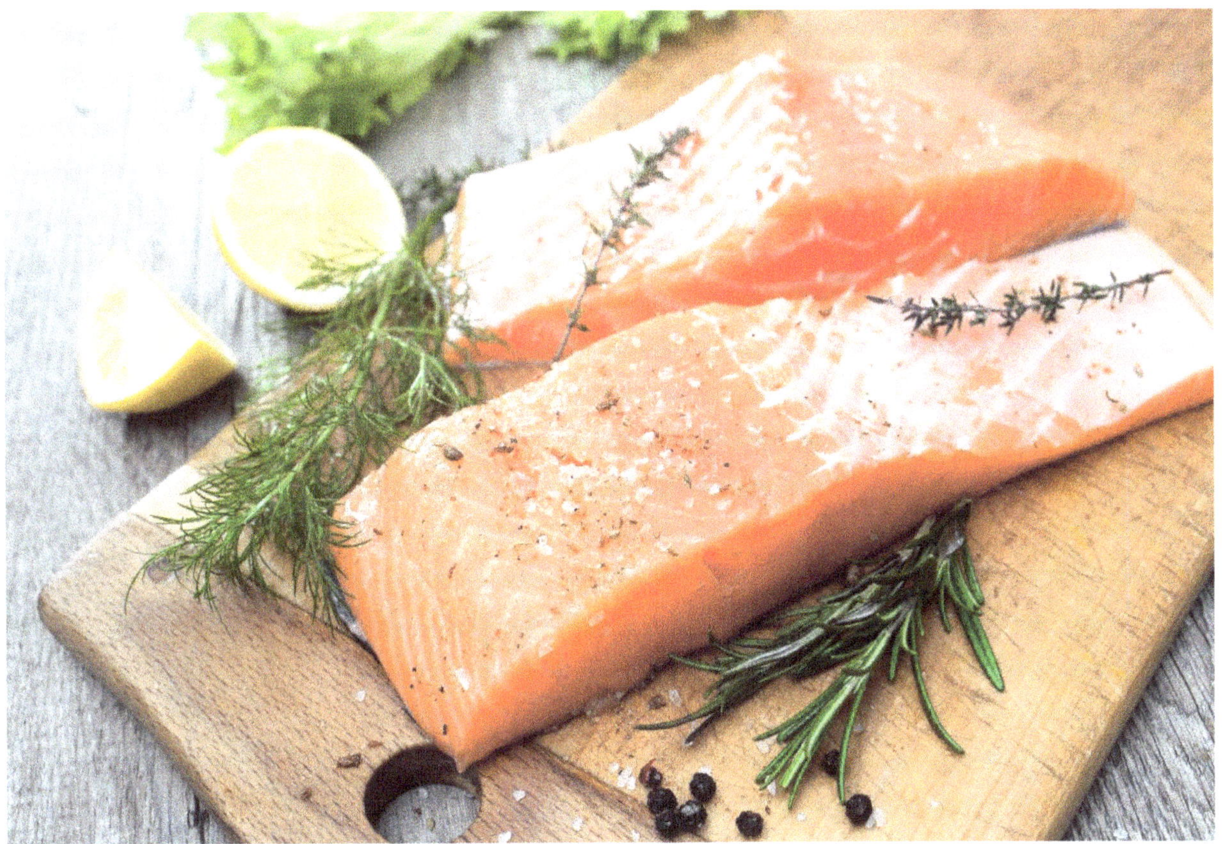

3. Frühstücksrezepte für einen guten start
3.1 Haferflocken mit beeren und chiasamen

Vorbereitungszeit: 10 min / Kochzeit: 5 min / Portionen: 2

Zutaten
- 100 g - Haferflocken
- 250 ml - Mandelmilch (oder andere pflanzliche Milch)
- 1 EL - Chiasamen
- 100 g - Beeren (gemischt, frisch oder gefroren)
- 1 EL - Honig oder Ahornsirup
- 1 TL - Vanilleextrakt
- 1 Prise - Salz
- 1 EL - gehackte Nüsse (optional)

Methode
Schritt 1: Haferflocken, Mandelmilch, Chiasamen, Vanilleextrakt und eine Prise Salz in einer Schüssel vermischen.
Schritt 2: Die Mischung in einem Topf bei mittlerer Hitze erhitzen und unter ständigem Rühren etwa 5 Minuten köcheln lassen, bis die Haferflocken weich und cremig sind.
Schritt 3: Die Haferflocken auf zwei Schüsseln verteilen.
Schritt 4: Die Beeren gleichmäßig auf die beiden Schüsseln verteilen.
Schritt 5: Mit Honig oder Ahornsirup süßen und nach Belieben mit gehackten Nüssen bestreuen.

Nährwerte
Kal: 300 / Kohlenhydrate: 45 g / Zucker: 15 g / Protein: 8 g / Fett: 8 g

3.2 Avocado-toast mit pochiertem ei

Vorbereitungszeit: 10 min / Kochzeit: 10 min / Portionen: 2

Zutaten
- 2 Scheiben - Vollkornbrot
- 1 - Avocado
- 2 - Eier
- 1 EL - Weißweinessig
- Salz und Pfeffer nach Geschmack
- 1 EL - Zitronensaft
- 1 EL - Olivenöl
- Eine Prise - Chiliflocken (optional)
- Frische Kräuter (z.B. Schnittlauch oder Koriander) zum Garnieren

Methode
Schritt 1: Das Vollkornbrot im Toaster oder in einer Pfanne goldbraun rösten.
Schritt 2: Die Avocado halbieren, den Kern entfernen und das Fruchtfleisch in eine Schüssel geben. Mit einer Gabel zerdrücken und Zitronensaft, Olivenöl, Salz und Pfeffer hinzufügen. Gut vermischen.
Schritt 3: Einen Topf mit Wasser zum Kochen bringen und den Weißweinessig hinzufügen. Die Hitze reduzieren, sodass das Wasser nur noch leicht köchelt.
Schritt 4: Ein Ei in eine kleine Schüssel aufschlagen. Mit einem Löffel einen Strudel im Wasser erzeugen und das Ei vorsichtig in die Mitte des Strudels gleiten lassen. Das Ei 3-4 Minuten pochieren, bis das Eiweiß fest, aber das Eigelb noch weich ist. Mit dem zweiten Ei wiederholen.
Schritt 5: Die gerösteten Brotscheiben mit der Avocadomischung bestreichen. Die pochierten Eier vorsichtig auf die Avocado legen.
Schritt 6: Nach Belieben mit Chiliflocken und frischen Kräutern garnieren. Sofort servieren.

Nährwerte
Kalorien: 350 / Kohlenhydrate: 30 g / Zucker: 2 g / Eiweiß: 12 g / Fett: 22 g

3.3 Quinoa-frühstückschale mit gemischten früchten

Vorbereitungszeit: 10 min / Kochzeit: 15 min / Portionen: 2

Zutaten
- 100 g - Quinoa
- 250 ml - Wasser
- 1 Prise - Salz
- 1 EL - Honig
- 1 TL - Vanilleextrakt
- 100 g - Erdbeeren, gewürfelt
- 100 g - Heidelbeeren
- 1 Banane, in Scheiben
- 2 EL - Joghurt
- 1 EL - Chiasamen
- 1 EL - gehackte Mandeln

Zubereitung
Schritt 1: Quinoa unter fließendem Wasser abspülen. In einem kleinen Topf Quinoa, Wasser und eine Prise Salz zum Kochen bringen. Hitze reduzieren und abgedeckt etwa 15 Minuten köcheln lassen, bis das Wasser absorbiert ist und die Quinoa weich ist.
Schritt 2: Quinoa vom Herd nehmen und mit einer Gabel auflockern. Honig und Vanilleextrakt unterrühren.
Schritt 3: Quinoa auf zwei Schalen verteilen. Erdbeeren, Heidelbeeren und Bananenscheiben gleichmäßig auf die Schalen verteilen.
Schritt 4: Joghurt auf die Früchte geben und mit Chiasamen und gehackten Mandeln bestreuen.

Nährwerte
Kalorien: 350 / Kohlenhydrate: 60 g / Zucker: 25 g / Protein: 10 g / Fett: 8 g

3.4 Smoothie-bowl mit spinat und banane

Vorbereitungszeit: 10 min / Kochzeit: 0 min / Portionen: 2

Zutaten
- 2 Bananen
- 100 g frischer Spinat
- 200 ml Mandelmilch
- 1 EL Chiasamen
- 1 EL Honig
- 50 g Haferflocken
- 1 TL Vanilleextrakt
- 1 Handvoll Beeren (z.B. Heidelbeeren, Himbeeren) zum Garnieren
- 1 EL gehackte Nüsse (z.B. Mandeln, Walnüsse) zum Garnieren

Zubereitung
Schritt 1: Die Bananen schälen und in Stücke schneiden.
Schritt 2: Den frischen Spinat gründlich waschen und abtropfen lassen.
Schritt 3: Bananen, Spinat, Mandelmilch, Chiasamen, Honig, Haferflocken und Vanilleextrakt in einen Mixer geben.
Schritt 4: Alles zu einer glatten Masse pürieren.
Schritt 5: Die Mischung in zwei Schalen verteilen.
Schritt 6: Mit Beeren und gehackten Nüssen garnieren.

Nährwerte
Cal: 350 / Carbs: 60 g / Zucker: 30 g / Protein: 8 g / Fett: 10 g

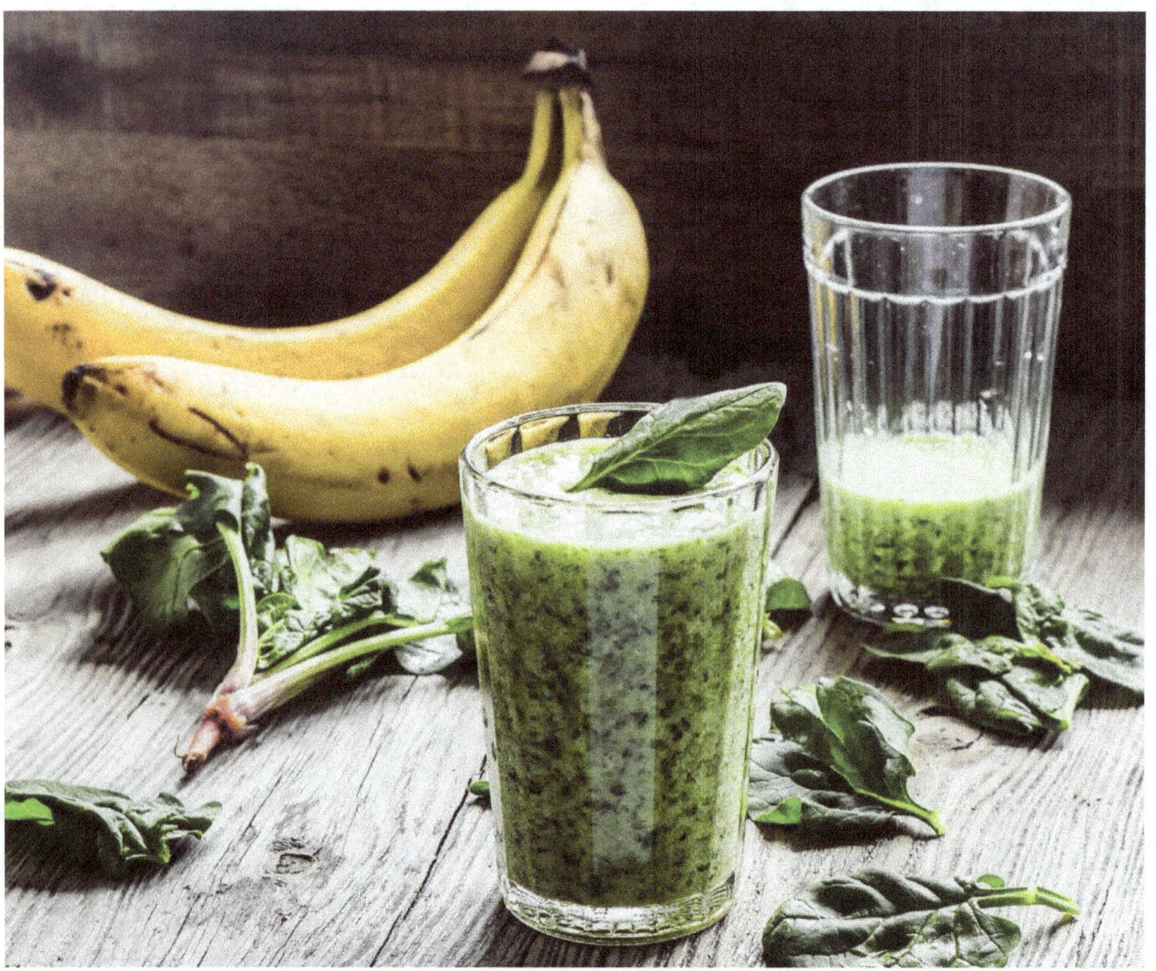

3.5 Kichererbsenpfannkuchen mit avocado-salsa

Vorbereitungszeit: 15 min / Kochzeit: 10 min / Portionen: 2

Zutaten
- 200 g - Kichererbsenmehl
- 300 ml - Wasser
- 1 TL - Backpulver
- 1 TL - Salz
- 1/2 TL - Kurkuma
- 1/2 TL - Kreuzkümmel
- 1 EL - Olivenöl
- 1 - Avocado
- 1 - Tomate
- 1/2 - Rote Zwiebel
- 1 - Limette (Saft)
- 1 EL - Koriander (gehackt)
- Salz und Pfeffer nach Geschmack

Zubereitung
Schritt 1: In einer großen Schüssel das Kichererbsenmehl, Wasser, Backpulver, Salz, Kurkuma und Kreuzkümmel vermischen, bis ein glatter Teig entsteht.
Schritt 2: Eine Pfanne bei mittlerer Hitze erhitzen und etwas Olivenöl hinzufügen. Eine Kelle Teig in die Pfanne geben und gleichmäßig verteilen. Den Pfannkuchen etwa 2-3 Minuten pro Seite braten, bis er goldbraun ist. Wiederholen, bis der gesamte Teig aufgebraucht ist.
Schritt 3: Während die Pfannkuchen braten, die Avocado schälen und würfeln. Die Tomate und die rote Zwiebel ebenfalls würfeln. Alles in einer Schüssel mit Limettensaft, gehacktem Koriander, Salz und Pfeffer vermengen.
Schritt 4: Die fertigen Kichererbsenpfannkuchen auf Teller verteilen und mit der Avocado-Salsa servieren.

Nährwerte
Kal: 350 / Kohlenhydrate: 45 g / Zucker: 5 g / Eiweiß: 12 g / Fett: 15 g

3.6 Nussiger joghurt mit honig und leinsamen

Vorbereitungszeit: 10 min / Kochzeit: 0 min / Portionen: 2

Zutaten
- 400 g - Naturjoghurt
- 2 EL - Honig
- 2 EL - Leinsamen
- 50 g - Walnüsse, grob gehackt
- 50 g - Mandeln, grob gehackt
- 1 TL - Zimt
- 1 TL - Vanilleextrakt
- 1 Prise - Salz
- Frische Beeren (optional)

Zubereitung
Schritt 1: Den Naturjoghurt in eine große Schüssel geben und glatt rühren.
Schritt 2: Den Honig, Zimt, Vanilleextrakt und eine Prise Salz zum Joghurt hinzufügen und gut vermischen.
Schritt 3: Die Walnüsse, Mandeln und Leinsamen unter den Joghurt heben.
Schritt 4: Den nussigen Joghurt in zwei Schalen aufteilen.
Schritt 5: Optional mit frischen Beeren garnieren und sofort servieren.

Nährwerte
Kal: 450 / Kohlenhydrate: 30 g / Zucker: 20 g / Eiweiß: 15 g / Fett: 30 g

3.7 Vollkornbrot mit cottage cheese und tomaten

Vorbereitungszeit: 10 min / Kochzeit: 0 min / Portionen: 2

Zutaten
- 4 Scheiben - Vollkornbrot
- 200 g - Hüttenkäse (Cottage Cheese)
- 2 - Tomaten
- 1 EL - Olivenöl
- 1 TL - Balsamico-Essig
- Salz und Pfeffer nach Geschmack
- Frische Basilikumblätter zur Garnierung

Zubereitung
Schritt 1: Die Tomaten waschen und in dünne Scheiben schneiden.
Schritt 2: Die Vollkornbrotscheiben leicht toasten, falls gewünscht.
Schritt 3: Den Hüttenkäse gleichmäßig auf die getoasteten Brotscheiben verteilen.
Schritt 4: Die Tomatenscheiben auf den Hüttenkäse legen.
Schritt 5: Mit Olivenöl und Balsamico-Essig beträufeln.
Schritt 6: Mit Salz und Pfeffer abschmecken.
Schritt 7: Mit frischen Basilikumblättern garnieren und sofort servieren.

Nährwerte
Kal: 300 / Kohlenhydrate: 40 g / Zucker: 5 g / Eiweiß: 20 g / Fett: 10 g

3.8 Baked oats mit äpfeln und zimt

Vorbereitungszeit: 10 min / Kochzeit: 25 min / Portionen: 2

Zutaten
- 100 g - Haferflocken
- 200 ml - Milch (oder pflanzliche Milchalternative)
- 1 - Apfel, geschält und in kleine Würfel geschnitten
- 1 TL - Zimt
- 1 EL - Ahornsirup (oder Honig)
- 1 TL - Backpulver
- 1 Prise - Salz
- 1 - Ei
- 1 TL - Vanilleextrakt
- 1 EL - Walnüsse, gehackt (optional)

Methode
Schritt 1: Den Ofen auf 180°C vorheizen und eine kleine Auflaufform einfetten.
Schritt 2: In einer großen Schüssel die Haferflocken, das Backpulver, den Zimt und das Salz vermischen.
Schritt 3: In einer separaten Schüssel das Ei, die Milch, den Ahornsirup und das Vanilleextrakt verquirlen.
Schritt 4: Die feuchten Zutaten zu den trockenen Zutaten geben und gut vermischen.
Schritt 5: Die Apfelwürfel unterheben und die Mischung in die vorbereitete Auflaufform gießen.
Schritt 6: Optional: Die gehackten Walnüsse darüber streuen.
Schritt 7: Im vorgeheizten Ofen für 25 Minuten backen, bis die Oberfläche goldbraun ist und die Haferflocken fest sind.
Schritt 8: Aus dem Ofen nehmen und etwas abkühlen lassen, bevor es serviert wird.

Nährwerte
Kalorien: 350 / Kohlenhydrate: 55 g / Zucker: 20 g / Eiweiß: 10 g / Fett: 10 g

3.9 Lachs-omelett mit dill und kapern

Vorbereitungszeit: 10 min / Kochzeit: 10 min / Portionen: 2

Zutaten
- 4 Eier
- 100 g geräucherter Lachs, in Streifen geschnitten
- 2 EL frischer Dill, gehackt
- 1 EL Kapern, abgetropft
- 50 ml Milch
- 1 EL Butter
- Salz und Pfeffer nach Geschmack

Methode
Schritt 1: In einer Schüssel die Eier mit der Milch verquirlen. Mit Salz und Pfeffer würzen.
Schritt 2: Die Butter in einer großen Pfanne bei mittlerer Hitze schmelzen.
Schritt 3: Die Eimischung in die Pfanne gießen und gleichmäßig verteilen.
Schritt 4: Den geräucherten Lachs, den Dill und die Kapern gleichmäßig über die Eimischung streuen.
Schritt 5: Das Omelett langsam kochen lassen, bis die Eier fest werden, etwa 5-7 Minuten.
Schritt 6: Das Omelett vorsichtig in der Mitte falten und weitere 1-2 Minuten kochen lassen.
Schritt 7: Das Omelett auf zwei Teller verteilen und sofort servieren.

Nährwerte
Kal: 300 / Kohlenhydrate: 3 g / Zucker: 1 g / Protein: 22 g / Fett: 22 g

3.10 Veganer tofu-scramble mit spinat und tomaten

Vorbereitungszeit: 10 min / Kochzeit: 10 min / Portionen: 2

Zutaten
- 200 g - Tofu, fest
- 1 EL - Olivenöl
- 1 kleine - Zwiebel, fein gehackt
- 1 Knoblauchzehe, fein gehackt
- 100 g - frischer Spinat, gewaschen und grob gehackt
- 100 g - Kirschtomaten, halbiert
- 1/2 TL - Kurkuma
- 1/2 TL - Paprikapulver
- Salz und Pfeffer nach Geschmack
- 1 EL - Sojasauce
- 1 EL - Hefeflocken (optional)
- Frische Kräuter zum Garnieren (z.B. Petersilie oder Schnittlauch)

Zubereitung
Schritt 1: Den Tofu mit den Händen oder einer Gabel in eine Schüssel zerbröseln, bis er die Konsistenz von Rührei hat.
Schritt 2: Das Olivenöl in einer großen Pfanne bei mittlerer Hitze erhitzen. Die gehackte Zwiebel und den Knoblauch hinzufügen und etwa 2-3 Minuten anbraten, bis sie weich sind.
Schritt 3: Den zerbröselten Tofu in die Pfanne geben und gut umrühren. Kurkuma, Paprikapulver, Salz und Pfeffer hinzufügen und alles gut vermischen. Etwa 5 Minuten kochen lassen.
Schritt 4: Den gehackten Spinat und die halbierten Kirschtomaten in die Pfanne geben. Weitere 2-3 Minuten kochen lassen, bis der Spinat zusammengefallen ist und die Tomaten leicht weich sind.
Schritt 5: Die Sojasauce und die Hefeflocken (falls verwendet) hinzufügen und alles gut vermischen. Noch eine Minute kochen lassen.
Schritt 6: Den Tofu-Scramble auf zwei Teller verteilen und mit frischen Kräutern garnieren. Sofort servieren.

Nährwerte
Kalorien: 250 / Kohlenhydrate: 10 g / Zucker: 3 g / Eiweiß: 20 g / Fett: 15 g

3.11 Mandel-butter-toast mit bananenscheiben

Vorbereitungszeit: 5 min / Kochzeit: 5 min / Portionen: 2

Zutaten
- 4 Scheiben - Vollkornbrot
- 2 EL - Mandelbutter
- 1 - Banane
- 1 TL - Honig
- 1 Prise - Zimt

Methode
Schritt 1: Die Vollkornbrotscheiben im Toaster oder in einer Pfanne leicht anrösten, bis sie goldbraun sind.
Schritt 2: Die gerösteten Brotscheiben gleichmäßig mit Mandelbutter bestreichen.
Schritt 3: Die Banane in dünne Scheiben schneiden und gleichmäßig auf den mit Mandelbutter bestrichenen Brotscheiben verteilen.
Schritt 4: Einen Teelöffel Honig über die Bananenscheiben träufeln.
Schritt 5: Eine Prise Zimt über das Ganze streuen und sofort servieren.

Nährwerte
Kal: 320 / Kohlenhydrate: 45 g / Zucker: 14 g / Eiweiß: 8 g / Fett: 12 g

3.12 Grüner tee smoothie mit ingwer und zitrone

Vorbereitungszeit: 10 min / Kochzeit: 0 min / Portionen: 2

Zutaten
- 2 Teebeutel - Grüner Tee
- 250 ml - Wasser
- 1 Stück (ca. 2 cm) - Ingwer, geschält und fein gerieben
- 1 - Zitrone, entsaftet
- 1 EL - Honig
- 1 - Banane, in Scheiben geschnitten
- 100 g - Spinat, frisch
- 200 ml - Mandelmilch, ungesüßt
- 4 - Eiswürfel

Zubereitung
Schritt 1: Bringen Sie das Wasser zum Kochen und gießen Sie es über die Teebeutel. Lassen Sie den Tee 5 Minuten ziehen, dann entfernen Sie die Teebeutel und lassen Sie den Tee abkühlen.
Schritt 2: Geben Sie den abgekühlten grünen Tee, den geriebenen Ingwer, den Zitronensaft, den Honig, die Banane, den Spinat, die Mandelmilch und die Eiswürfel in einen Mixer.
Schritt 3: Mixen Sie alles auf hoher Stufe, bis der Smoothie glatt und cremig ist.
Schritt 4: Gießen Sie den Smoothie in zwei Gläser und servieren Sie ihn sofort.

Nährwerte
Kal: 150 / Kohlenhydrate: 30 g / Zucker: 15 g / Eiweiß: 3 g / Fett: 2 g

3.13 Hirsebrei mit blauen beeren und walnüssen

Vorbereitungszeit: 10 min / Kochzeit: 20 min / Portionen: 2

Zutaten
- 100 g - Hirse
- 300 ml - Wasser
- 200 ml - Milch (oder pflanzliche Milch)
- 1 Prise - Salz
- 1 EL - Honig (optional)
- 100 g - Blaubeeren
- 30 g - Walnüsse, grob gehackt
- 1 TL - Zimt (optional)

Zubereitung
Schritt 1: Die Hirse gründlich unter fließendem Wasser abspülen, um eventuelle Bitterstoffe zu entfernen.
Schritt 2: In einem mittelgroßen Topf das Wasser zum Kochen bringen. Die Hirse hinzufügen und eine Prise Salz einstreuen. Die Hitze reduzieren und die Hirse etwa 15 Minuten köcheln lassen, bis das Wasser vollständig aufgenommen ist.
Schritt 3: Die Milch zur gekochten Hirse geben und gut umrühren. Weitere 5 Minuten köcheln lassen, bis die Mischung cremig wird. Nach Belieben Honig und Zimt hinzufügen.
Schritt 4: Den Hirsebrei in zwei Schüsseln aufteilen. Die Blaubeeren und gehackten Walnüsse gleichmäßig darüber verteilen.

Nährwerte
Kalorien: 350 kcal / Kohlenhydrate: 55 g / Zucker: 15 g / Eiweiß: 10 g / Fett: 10 g

3.14 Protein-shake mit erdbeeren und chia

Vorbereitungszeit: 5 min / Kochzeit: 0 min / Portionen: 2

Zutaten
- 250 g - Erdbeeren, frisch oder gefroren
- 300 ml - Mandelmilch (oder andere pflanzliche Milch)
- 2 EL - Chiasamen
- 1 EL - Honig (optional)
- 1 TL - Vanilleextrakt
- 1 Banane, reif
- 1 EL - Proteinpulver (optional)

Zubereitung
Schritt 1: Erdbeeren waschen und den Strunk entfernen. Wenn gefrorene Erdbeeren verwendet werden, diese direkt in den Mixer geben.
Schritt 2: Die Erdbeeren, Mandelmilch, Chiasamen, Honig, Vanilleextrakt, Banane und Proteinpulver in einen Mixer geben.
Schritt 3: Alles gut mixen, bis eine glatte Konsistenz erreicht ist.
Schritt 4: Den Shake in zwei Gläser gießen und sofort servieren.

Nährwerte
Kalorien: 200 / Kohlenhydrate: 30 g / Zucker: 20 g / Eiweiß: 10 g / Fett: 5 g

4. Nahrhafte mittagsrezepte
4.1 Quinoa-linsensalat mit avocado

Vorbereitungszeit: 15 min / Kochzeit: 20 min / Portionen: 2

Zutaten
- 100 g - Quinoa
- 100 g - Rote Linsen
- 1 - Avocado
- 1 - Rote Paprika
- 1 - Kleine rote Zwiebel
- 1 - Knoblauchzehe
- 1 EL - Olivenöl
- 1 EL - Zitronensaft
- 1 TL - Kreuzkümmel
- Salz und Pfeffer nach Geschmack
- Frische Petersilie zum Garnieren

Zubereitung
Schritt 1: Quinoa gründlich unter fließendem Wasser abspülen. In einem Topf mit der doppelten Menge Wasser zum Kochen bringen. Hitze reduzieren und etwa 15 Minuten köcheln lassen, bis das Wasser absorbiert ist und die Quinoa weich ist. Beiseite stellen und abkühlen lassen.
Schritt 2: Rote Linsen ebenfalls abspülen und in einem separaten Topf mit Wasser zum Kochen bringen. Etwa 10 Minuten köcheln lassen, bis die Linsen weich sind, aber noch ihre Form behalten. Abgießen und abkühlen lassen.
Schritt 3: Avocado halbieren, den Kern entfernen und das Fruchtfleisch in Würfel schneiden. Rote Paprika entkernen und in kleine Stücke schneiden. Rote Zwiebel und Knoblauch fein hacken.
Schritt 4: In einer großen Schüssel Quinoa, Linsen, Avocado, Paprika, Zwiebel und Knoblauch vermischen.
Schritt 5: In einer kleinen Schüssel Olivenöl, Zitronensaft, Kreuzkümmel, Salz und Pfeffer verrühren. Das Dressing über den Salat gießen und gut vermischen.
Schritt 6: Mit frischer Petersilie garnieren und sofort servieren.

Nährwerte
Kalorien: 450 / Kohlenhydrate: 60 g / Zucker: 5 g / Eiweiß: 15 g / Fett: 18 g

4.2 Gegrillter lachs mit dill-joghurt-sauce

Vorbereitungszeit: 10 min / Kochzeit: 15 min / Portionen: 2

Zutaten
- 2 Stücke - Lachsfilets (je ca. 150 g)
- 1 EL - Olivenöl
- Salz und Pfeffer nach Geschmack
- 1 Zitrone - in Scheiben geschnitten
- 150 g - Naturjoghurt
- 1 EL - frischer Dill, gehackt
- 1 Knoblauchzehe - fein gehackt
- 1 TL - Honig
- 1 TL - Zitronensaft

Methode
Schritt 1: Die Lachsfilets mit Olivenöl bestreichen und mit Salz und Pfeffer würzen. Die Zitronenscheiben auf die Filets legen.
Schritt 2: Den Grill auf mittlere Hitze vorheizen und die Lachsfilets 5-7 Minuten pro Seite grillen, bis sie durchgegart sind.
Schritt 3: Während der Lachs grillt, den Joghurt, Dill, Knoblauch, Honig und Zitronensaft in einer Schüssel gut vermischen.
Schritt 4: Den gegrillten Lachs auf Tellern anrichten und mit der Dill-Joghurt-Sauce servieren.

Nährwerte
Kal: 350 / Kohlenhydrate: 5 g / Zucker: 4 g / Eiweiß: 35 g / Fett: 20 g

4.3 Gemüse-stir-fry mit tofu

Vorbereitungszeit: 15 min / Kochzeit: 15 min / Portionen: 2

Zutaten
- 200 g - Tofu, fest
- 1 - Rote Paprika, in Streifen geschnitten
- 1 - Gelbe Paprika, in Streifen geschnitten
- 1 - Zucchini, in Scheiben geschnitten
- 1 - Karotte, in dünne Scheiben geschnitten
- 100 g - Brokkoli, in Röschen geteilt
- 2 EL - Sojasauce
- 1 EL - Sesamöl
- 1 EL - Olivenöl
- 2 - Knoblauchzehen, gehackt
- 1 TL - Frischer Ingwer, gerieben
- 1 TL - Ahornsirup
- 1 TL - Maisstärke, in 2 EL Wasser aufgelöst
- Salz und Pfeffer nach Geschmack
- 1 EL - Sesamsamen, geröstet
- 2 - Frühlingszwiebeln, in Ringe geschnitten

Zubereitung
Schritt 1: Den Tofu in Würfel schneiden und mit einem Papiertuch trocken tupfen. In einer Pfanne das Olivenöl erhitzen und den Tofu darin goldbraun anbraten. Aus der Pfanne nehmen und beiseite stellen.
Schritt 2: In derselben Pfanne das Sesamöl erhitzen. Den gehackten Knoblauch und den geriebenen Ingwer hinzufügen und kurz anbraten, bis sie duften.
Schritt 3: Die Paprika, Zucchini, Karotte und Brokkoli in die Pfanne geben und unter Rühren etwa 5-7 Minuten anbraten, bis das Gemüse bissfest ist.
Schritt 4: Den Tofu zurück in die Pfanne geben. Sojasauce, Ahornsirup und die aufgelöste Maisstärke hinzufügen. Alles gut vermischen und weitere 2-3 Minuten kochen lassen, bis die Sauce eindickt.
Schritt 5: Mit Salz und Pfeffer abschmecken. Das Gemüse-Stir-Fry mit gerösteten Sesamsamen und Frühlingszwiebeln bestreuen und sofort servieren.

Nährwerte
Kalorien: 350 / Kohlenhydrate: 30 g / Zucker: 10 g / Eiweiß: 20 g / Fett: 15 g

4.4 Kichererbsen-curry mit braunem reis

Vorbereitungszeit: 15 min / Kochzeit: 30 min / Portionen: 2

Zutaten
- 1 Tasse - Brauner Reis
- 1 Dose (400 g) - Kichererbsen, abgetropft und gespült
- 1 mittelgroße - Zwiebel, fein gehackt
- 2 - Knoblauchzehen, gehackt
- 1 Stück (ca. 2 cm) - Ingwer, gerieben
- 1 - Rote Paprika, gewürfelt
- 1 - Karotte, in Scheiben geschnitten
- 200 ml - Kokosmilch
- 200 ml - Gemüsebrühe
- 2 EL - Olivenöl
- 1 EL - Currypulver
- 1 TL - Kreuzkümmel
- 1 TL - Korianderpulver
- 1/2 TL - Kurkuma
- Salz und Pfeffer nach Geschmack
- Frischer Koriander zum Garnieren

Methode
Schritt 1: Den braunen Reis nach Packungsanweisung in leicht gesalzenem Wasser kochen.
Schritt 2: Während der Reis kocht, das Olivenöl in einer großen Pfanne bei mittlerer Hitze erhitzen. Die gehackte Zwiebel, den Knoblauch und den geriebenen Ingwer hinzufügen und etwa 5 Minuten anbraten, bis sie weich und duftend sind.
Schritt 3: Die gewürfelte rote Paprika und die in Scheiben geschnittene Karotte hinzufügen und weitere 5 Minuten kochen lassen.
Schritt 4: Das Currypulver, Kreuzkümmel, Korianderpulver und Kurkuma in die Pfanne geben und gut umrühren, damit die Gewürze gleichmäßig verteilt sind.
Schritt 5: Die abgetropften Kichererbsen, Kokosmilch und Gemüsebrühe hinzufügen. Alles gut vermischen und zum Kochen bringen. Die Hitze reduzieren und das Curry etwa 15 Minuten köcheln lassen, bis das Gemüse weich ist und die Aromen gut durchgezogen sind. Mit Salz und Pfeffer abschmecken.
Schritt 6: Den gekochten braunen Reis auf zwei Teller verteilen und das Kichererbsen-Curry darüber geben. Mit frischem Koriander garnieren und servieren.

Nährwerte
Kalorien: 600 / Kohlenhydrate: 90 g / Zucker: 10 g / Protein: 18 g / Fett: 20 g

4.5 Spinat-und-pilz-omelett

Vorbereitungszeit: 10 min / Kochzeit: 15 min / Portionen: 2

Zutaten
- 4 - Eier
- 100 g - frischer Spinat
- 100 g - Champignons, in Scheiben geschnitten
- 1 - kleine Zwiebel, fein gehackt
- 2 EL - Olivenöl
- 50 g - geriebener Käse (z.B. Gouda oder Emmentaler)
- Salz und Pfeffer nach Geschmack
- 1 EL - frische Petersilie, gehackt (optional)

Zubereitung
Schritt 1: In einer großen Pfanne 1 EL Olivenöl erhitzen und die gehackte Zwiebel darin glasig dünsten.
Schritt 2: Die Champignons hinzufügen und für etwa 5 Minuten anbraten, bis sie weich sind.
Schritt 3: Den frischen Spinat hinzufügen und für weitere 2-3 Minuten kochen, bis er zusammengefallen ist. Mit Salz und Pfeffer abschmecken. Die Mischung aus der Pfanne nehmen und beiseite stellen.
Schritt 4: In einer Schüssel die Eier verquirlen und mit etwas Salz und Pfeffer würzen.
Schritt 5: Den restlichen 1 EL Olivenöl in die Pfanne geben und die verquirlten Eier hineingießen. Bei mittlerer Hitze stocken lassen.
Schritt 6: Sobald die Eier anfangen zu stocken, die Spinat-Pilz-Mischung und den geriebenen Käse gleichmäßig darauf verteilen.
Schritt 7: Das Omelett vorsichtig zusammenklappen und noch einige Minuten weitergaren, bis der Käse geschmolzen ist.
Schritt 8: Das Omelett auf zwei Teller verteilen und nach Belieben mit gehackter Petersilie bestreuen.

Nährwerte
Kalorien: 350 kcal / Kohlenhydrate: 5 g / Zucker: 2 g / Eiweiß: 20 g / Fett: 28 g

4.6 Süßkartoffel-und-karotten-suppe

Vorbereitungszeit: 15 min / Kochzeit: 30 min / Portionen: 2

Zutaten
- 1 große - Süßkartoffel, geschält und gewürfelt
- 2 - Karotten, geschält und in Scheiben geschnitten
- 1 - Zwiebel, gehackt
- 2 - Knoblauchzehen, gehackt
- 500 ml - Gemüsebrühe
- 200 ml - Kokosmilch
- 1 EL - Olivenöl
- 1 TL - Kreuzkümmel
- 1 TL - Kurkuma
- Salz und Pfeffer nach Geschmack
- Frischer Koriander zum Garnieren

Methode
Schritt 1: Erhitzen Sie das Olivenöl in einem großen Topf bei mittlerer Hitze. Fügen Sie die gehackte Zwiebel und den Knoblauch hinzu und braten Sie sie an, bis sie weich und duftend sind, etwa 5 Minuten.
Schritt 2: Fügen Sie die gewürfelte Süßkartoffel und die Karottenscheiben hinzu. Rühren Sie gut um und lassen Sie das Gemüse etwa 5 Minuten anbraten.
Schritt 3: Streuen Sie den Kreuzkümmel und die Kurkuma über das Gemüse und rühren Sie gut um, damit die Gewürze gleichmäßig verteilt sind.
Schritt 4: Gießen Sie die Gemüsebrühe und die Kokosmilch in den Topf. Bringen Sie die Mischung zum Kochen, reduzieren Sie dann die Hitze und lassen Sie die Suppe etwa 20 Minuten köcheln, bis das Gemüse weich ist.
Schritt 5: Pürieren Sie die Suppe mit einem Stabmixer, bis sie glatt und cremig ist. Schmecken Sie mit Salz und Pfeffer ab.
Schritt 6: Servieren Sie die Suppe heiß, garniert mit frischem Koriander.

Nährwerte
Kalorien: 350 / Kohlenhydrate: 45 g / Zucker: 10 g / Protein: 5 g / Fett: 15 g

4.7 Hähnchenbrust mit brokkoli und mandeln

Vorbereitungszeit: 15 min / Kochzeit: 20 min / Portionen: 2

Zutaten
- 2 - Hähnchenbrustfilets (je ca. 150 g)
- 200 g - Brokkoli, in Röschen geteilt
- 50 g - Mandeln, gehobelt
- 1 EL - Olivenöl
- 1 Knoblauchzehe, fein gehackt
- 1 TL - Zitronensaft
- Salz und Pfeffer nach Geschmack

Methode
Schritt 1: Die Hähnchenbrustfilets mit Salz und Pfeffer würzen. Das Olivenöl in einer Pfanne bei mittlerer Hitze erhitzen und die Hähnchenbrustfilets darin etwa 6-7 Minuten pro Seite braten, bis sie durchgegart und goldbraun sind. Aus der Pfanne nehmen und warm halten.
Schritt 2: In derselben Pfanne den gehackten Knoblauch kurz anbraten, bis er duftet. Die Brokkoliröschen hinzufügen und etwa 5-7 Minuten unter gelegentlichem Rühren braten, bis sie zart, aber noch knackig sind.
Schritt 3: Die gehobelten Mandeln in einer separaten Pfanne ohne Fett bei mittlerer Hitze rösten, bis sie goldbraun sind. Dies dauert etwa 2-3 Minuten. Dabei ständig rühren, um ein Anbrennen zu vermeiden.
Schritt 4: Den Zitronensaft über den Brokkoli träufeln und gut vermischen. Die Hähnchenbrustfilets zusammen mit dem Brokkoli und den gerösteten Mandeln auf Tellern anrichten und sofort servieren.

Nährwerte
Kalorien: 450 / Kohlenhydrate: 10 g / Zucker: 3 g / Eiweiß: 45 g / Fett: 25 g

4.8 Zucchini-nudeln mit tomaten-basilikum-sauce

Vorbereitungszeit: 15 min / Kochzeit: 10 min / Portionen: 2

Zutaten
- 2 mittelgroße Zucchini
- 200 g Kirschtomaten
- 1 Knoblauchzehe
- 2 EL Olivenöl
- 1 Handvoll frische Basilikumblätter
- Salz und Pfeffer nach Geschmack
- 30 g geriebener Parmesan (optional)

Methode
Schritt 1: Die Zucchini mit einem Spiralschneider in Nudeln schneiden und beiseite stellen.
Schritt 2: Die Kirschtomaten halbieren und den Knoblauch fein hacken.
Schritt 3: In einer großen Pfanne das Olivenöl erhitzen und den Knoblauch darin für 1-2 Minuten anbraten, bis er duftet.
Schritt 4: Die halbierten Kirschtomaten hinzufügen und für etwa 5 Minuten kochen lassen, bis sie weich sind.
Schritt 5: Die Zucchini-Nudeln in die Pfanne geben und alles gut vermengen. Für weitere 2-3 Minuten kochen, bis die Zucchini-Nudeln weich, aber noch bissfest sind.
Schritt 6: Die Basilikumblätter grob hacken und unter die Zucchini-Nudeln mischen. Mit Salz und Pfeffer abschmecken.
Schritt 7: Auf zwei Teller verteilen und nach Belieben mit geriebenem Parmesan bestreuen.

Nährwerte
Kalorien: 200 / Kohlenhydrate: 14 g / Zucker: 9 g / Eiweiß: 6 g / Fett: 14 g

4.9 Bunter quinoasalat mit zitronen-vinaigrette

Vorbereitungszeit: 20 min / Kochzeit: 15 min / Portionen: 2

Zutaten
- 100 g - Quinoa
- 200 ml - Wasser
- 1 - kleine rote Paprika, gewürfelt
- 1 - kleine gelbe Paprika, gewürfelt
- 1 - kleine Gurke, gewürfelt
- 100 g - Kirschtomaten, halbiert
- 50 g - rote Zwiebel, fein gehackt
- 2 EL - frische Petersilie, gehackt
- 2 EL - frische Minze, gehackt
- 1 - Avocado, gewürfelt
- 2 EL - Olivenöl
- 1 EL - Zitronensaft
- 1 TL - Zitronenschale, gerieben
- Salz und Pfeffer nach Geschmack

Zubereitung
Schritt 1: Quinoa unter fließendem Wasser abspülen. In einem kleinen Topf das Wasser zum Kochen bringen, die Quinoa hinzufügen und die Hitze reduzieren. Zugedeckt etwa 15 Minuten köcheln lassen, bis das Wasser absorbiert ist. Vom Herd nehmen und abkühlen lassen.
Schritt 2: In einer großen Schüssel die abgekühlte Quinoa, rote und gelbe Paprika, Gurke, Kirschtomaten, rote Zwiebel, Petersilie, Minze und Avocado vermischen.
Schritt 3: In einer kleinen Schüssel Olivenöl, Zitronensaft, Zitronenschale, Salz und Pfeffer gut verrühren. Das Dressing über den Salat gießen und alles gut vermengen.
Schritt 4: Den Salat auf zwei Teller verteilen und sofort servieren oder im Kühlschrank aufbewahren, bis er serviert wird.

Nährwerte
Kalorien: 350 kcal / Kohlenhydrate: 45 g / Zucker: 7 g / Eiweiß: 8 g / Fett: 16 g

4.10 Türkische linsensuppe

Vorbereitungszeit: 10 min / Kochzeit: 30 min / Portionen: 2

Zutaten
- 150 g - Rote Linsen
- 1 - Zwiebel, fein gehackt
- 1 - Karotte, gewürfelt
- 1 - Kartoffel, gewürfelt
- 1 EL - Tomatenmark
- 1 TL - Paprikapulver
- 1 TL - Kreuzkümmel
- 1 TL - getrocknete Minze
- 1,2 L - Gemüsebrühe
- 2 EL - Olivenöl
- Salz und Pfeffer nach Geschmack
- Zitronenscheiben zum Servieren

Methode
Schritt 1: Erhitze das Olivenöl in einem großen Topf bei mittlerer Hitze. Füge die gehackte Zwiebel hinzu und brate sie an, bis sie weich und goldbraun ist.
Schritt 2: Gib die gewürfelte Karotte und Kartoffel hinzu und brate sie für weitere 5 Minuten an.
Schritt 3: Füge das Tomatenmark, Paprikapulver, Kreuzkümmel und die getrocknete Minze hinzu. Rühre alles gut um und brate es für 2 Minuten an.
Schritt 4: Gib die roten Linsen in den Topf und rühre sie gut um. Gieße die Gemüsebrühe hinzu und bringe die Suppe zum Kochen.
Schritt 5: Reduziere die Hitze und lasse die Suppe für etwa 20 Minuten köcheln, bis die Linsen und das Gemüse weich sind.
Schritt 6: Püriere die Suppe mit einem Stabmixer, bis sie eine glatte Konsistenz hat. Schmecke mit Salz und Pfeffer ab.
Schritt 7: Serviere die Suppe heiß mit Zitronenscheiben.

Nährwerte
Kal: 350 / Kohlenhydrate: 50 g / Zucker: 8 g / Eiweiß: 18 g / Fett: 10 g

4.11 Gebackener blumenkohl mit tahini-sauce

Vorbereitungszeit: 15 min / Kochzeit: 30 min / Portionen: 2

Zutaten
- 1 mittelgroßer Blumenkohl
- 2 EL Olivenöl
- 1 TL Kreuzkümmel
- 1 TL Paprikapulver
- Salz und Pfeffer nach Geschmack
- 2 EL Tahini
- 1 EL Zitronensaft
- 1 Knoblauchzehe, fein gehackt
- 3-4 EL Wasser
- 1 EL gehackte frische Petersilie (optional)

Zubereitung
Schritt 1: Den Backofen auf 200°C vorheizen. Den Blumenkohl in Röschen teilen und in eine große Schüssel geben.
Schritt 2: Olivenöl, Kreuzkümmel, Paprikapulver, Salz und Pfeffer über den Blumenkohl geben und gut vermischen, sodass die Röschen gleichmäßig bedeckt sind.
Schritt 3: Den gewürzten Blumenkohl auf ein mit Backpapier ausgelegtes Backblech legen und im vorgeheizten Ofen 25-30 Minuten backen, bis er goldbraun und zart ist.
Schritt 4: Während der Blumenkohl im Ofen ist, die Tahini-Sauce zubereiten. Tahini, Zitronensaft, gehackten Knoblauch und Wasser in eine Schüssel geben und gut verrühren, bis eine glatte Sauce entsteht. Bei Bedarf mehr Wasser hinzufügen, um die gewünschte Konsistenz zu erreichen.
Schritt 5: Den gebackenen Blumenkohl aus dem Ofen nehmen und auf Teller verteilen. Mit der Tahini-Sauce beträufeln und nach Wunsch mit gehackter Petersilie garnieren.

Nährwerte
Kalorien: 250 / Kohlenhydrate: 15 g / Zucker: 5 g / Eiweiß: 8 g / Fett: 18 g

4.12 Mediterraner kichererbsensalat

Vorbereitungszeit: 15 min / Kochzeit: 0 min / Portionen: 2

Zutaten
- 1 Dose (400 g) - Kichererbsen, abgetropft und abgespült
- 1 - Rote Paprika, gewürfelt
- 1 - Gurke, gewürfelt
- 100 g - Kirschtomaten, halbiert
- 1/2 - Rote Zwiebel, fein gehackt
- 50 g - Feta-Käse, zerbröckelt
- 2 EL - Olivenöl
- 1 EL - Zitronensaft
- 1 TL - Honig
- 1 TL - Dijon-Senf
- Salz und Pfeffer nach Geschmack
- 1 Handvoll - Frische Petersilie, gehackt

Methode
Schritt 1: In einer großen Schüssel die Kichererbsen, rote Paprika, Gurke, Kirschtomaten, rote Zwiebel und Feta-Käse vermischen.
Schritt 2: In einer kleinen Schüssel Olivenöl, Zitronensaft, Honig und Dijon-Senf zu einem Dressing verrühren. Mit Salz und Pfeffer abschmecken.
Schritt 3: Das Dressing über den Salat gießen und gut vermengen, sodass alle Zutaten gleichmäßig bedeckt sind.
Schritt 4: Die gehackte Petersilie über den Salat streuen und nochmals leicht vermengen.
Schritt 5: Den Salat sofort servieren oder im Kühlschrank bis zum Servieren aufbewahren.

Nährwerte
Kalorien: 350 / Kohlenhydrate: 45 g / Zucker: 10 g / Eiweiß: 12 g / Fett: 15 g

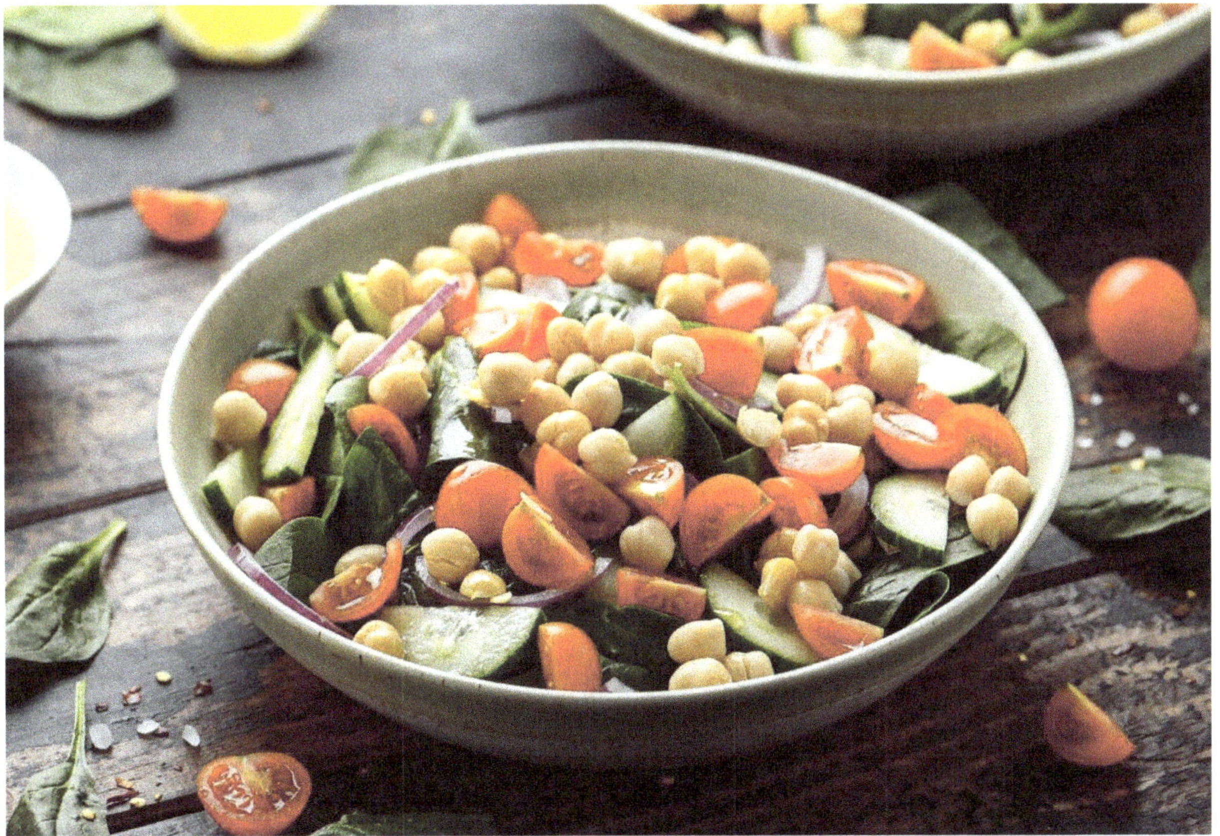

4.13 Gefüllte paprika mit quinoa und schwarzen bohnen

Vorbereitungszeit: 15 min / Kochzeit: 30 min / Portionen: 2

Zutaten
- 2 - rote Paprika
- 100 g - Quinoa
- 1 Dose (240 g) - schwarze Bohnen, abgetropft und gespült
- 1 - kleine Zwiebel, fein gehackt
- 1 - Knoblauchzehe, gehackt
- 1 EL - Olivenöl
- 1 TL - Kreuzkümmel
- 1 TL - Paprikapulver
- 1/2 TL - Salz
- 1/4 TL - schwarzer Pfeffer
- 1 - Limette, Saft und Schale
- 2 EL - gehackter frischer Koriander
- 50 g - geriebener Käse (optional)

Zubereitung
Schritt 1: Den Backofen auf 180°C vorheizen. Die Paprika längs halbieren und die Kerne entfernen. Die Paprikahälften auf ein Backblech legen.
Schritt 2: Die Quinoa nach Packungsanweisung kochen und beiseite stellen.
Schritt 3: In einer Pfanne das Olivenöl bei mittlerer Hitze erhitzen. Die Zwiebel und den Knoblauch hinzufügen und etwa 5 Minuten anbraten, bis sie weich sind.
Schritt 4: Die gekochte Quinoa, die schwarzen Bohnen, Kreuzkümmel, Paprikapulver, Salz und Pfeffer in die Pfanne geben. Alles gut vermischen und weitere 5 Minuten kochen lassen.
Schritt 5: Den Limettensaft und die Limettenschale sowie den gehackten Koriander unter die Mischung rühren.
Schritt 6: Die Quinoa-Mischung gleichmäßig in die Paprikahälften füllen. Optional mit geriebenem Käse bestreuen.
Schritt 7: Die gefüllten Paprika im vorgeheizten Ofen etwa 20 Minuten backen, bis die Paprika weich sind und der Käse (falls verwendet) geschmolzen ist.

Nährwerte
Kalorien: 350 kcal / Kohlenhydrate: 50 g / Zucker: 5 g / Eiweiß: 15 g / Fett: 10 g

4.14 Asiatischer tofu-salat mit sesamdressing

Vorbereitungszeit: 15 min / Kochzeit: 10 min / Portionen: 2

Zutaten
- 200 g - Tofu, fest
- 1 EL - Sojasauce
- 1 EL - Sesamöl
- 1 EL - Reisessig
- 1 TL - Honig
- 1 TL - Ingwer, frisch gerieben
- 1 Knoblauchzehe, gehackt
- 100 g - gemischter Salat (z.B. Rucola, Spinat, Feldsalat)
- 1 Karotte, in dünne Streifen geschnitten
- 1/2 Gurke, in dünne Scheiben geschnitten
- 1 rote Paprika, in dünne Streifen geschnitten
- 2 EL - Sesamsamen, geröstet
- 2 Frühlingszwiebeln, in Ringe geschnitten

Zubereitung
Schritt 1: Den Tofu in Würfel schneiden und in einer Schüssel mit der Sojasauce vermengen. 10 Minuten marinieren lassen.
Schritt 2: In einer Pfanne das Sesamöl erhitzen und den marinierten Tofu darin goldbraun anbraten. Beiseite stellen und abkühlen lassen.
Schritt 3: In einer kleinen Schüssel das Sesamöl, Reisessig, Honig, geriebenen Ingwer und gehackten Knoblauch zu einem Dressing verrühren.
Schritt 4: Den gemischten Salat, Karottenstreifen, Gurkenscheiben und Paprikastreifen in einer großen Schüssel vermengen.
Schritt 5: Den abgekühlten Tofu und die Sesamsamen zum Salat geben und das Sesamdressing darüber gießen. Alles gut vermengen.
Schritt 6: Den Salat auf zwei Teller verteilen und mit Frühlingszwiebelringen garnieren.

Nährwerte
Kalorien: 350 / Kohlenhydrate: 25 g / Zucker: 10 g / Eiweiß: 15 g / Fett: 20 g

5. Herzgesunde abendessen

5.1 Gegrillter lachs mit avocado-salsa

Zubereitungszeit: 15 min / Kochzeit: 10 min / Portionen: 2

Zutaten
- 2 Lachsfilets (je ca. 150 g)
- 1 EL Olivenöl
- 1 TL Zitronensaft
- 1/2 TL Salz
- 1/4 TL schwarzer Pfeffer
- 1 Avocado, gewürfelt
- 1 kleine Tomate, gewürfelt
- 1/4 rote Zwiebel, fein gehackt
- 1 EL frischer Koriander, gehackt
- 1/2 Limette, Saft
- 1/2 TL Knoblauchpulver

Methode
Schritt 1: Den Grill auf mittlere Hitze vorheizen. Lachsfilets mit Olivenöl bestreichen und mit Zitronensaft, Salz und Pfeffer würzen.
Schritt 2: Lachsfilets auf den Grill legen und 4-5 Minuten pro Seite grillen, bis sie durchgegart sind.
Schritt 3: Während der Lachs grillt, die Avocado, Tomate, rote Zwiebel, Koriander, Limettensaft und Knoblauchpulver in einer Schüssel vermengen. Gut mischen.
Schritt 4: Den gegrillten Lachs auf Teller legen und die Avocado-Salsa darüber verteilen. Sofort servieren.

Nährwerte
Kal: 450 / Fett: 30 g / Kohlenhydrate: 10 g / Zucker: 2 g / Eiweiß: 35 g

5.2 Quinoa-spinat-salat mit kichererbsen

Vorbereitungszeit: 15 min / Kochzeit: 20 min / Portionen: 2

Zutaten
- 100 g - Quinoa
- 200 g - frischer Spinat
- 1 Dose (240 g) - Kichererbsen, abgetropft und abgespült
- 1 kleine rote Zwiebel, fein gehackt
- 1 kleine Gurke, gewürfelt
- 100 g - Kirschtomaten, halbiert
- 1 Knoblauchzehe, fein gehackt
- 2 EL - Olivenöl
- 1 EL - Zitronensaft
- 1 TL - Kreuzkümmel
- Salz und Pfeffer nach Geschmack

Zubereitung
Schritt 1: Quinoa gründlich unter fließendem Wasser abspülen. In einem Topf mit der doppelten Menge Wasser zum Kochen bringen. Hitze reduzieren und 15 Minuten köcheln lassen, bis das Wasser aufgesogen ist. Vom Herd nehmen und abkühlen lassen.
Schritt 2: Während die Quinoa kocht, den Spinat waschen und grob hacken. In einer großen Schüssel mit den abgetropften Kichererbsen, der gehackten roten Zwiebel, der gewürfelten Gurke und den halbierten Kirschtomaten vermengen.
Schritt 3: In einer kleinen Schüssel das Olivenöl, den Zitronensaft, den gehackten Knoblauch und den Kreuzkümmel verrühren. Mit Salz und Pfeffer abschmecken.
Schritt 4: Die abgekühlte Quinoa zum Gemüse in die Schüssel geben. Das Dressing darüber gießen und alles gut vermengen.
Schritt 5: Den Salat auf zwei Teller verteilen und sofort servieren oder im Kühlschrank aufbewahren, bis er serviert wird.

Nährwerte
Kal: 420 / Kohlenhydrate: 60 g / Zucker: 6 g / Eiweiß: 14 g / Fett: 14 g

5.3 Gebratener Kabeljau mit Zitronen-Kräuter-Quinoa

Zubereitungszeit: 15 Minuten / Garzeit: 20 Minuten / Portionsgröße: 4 Personen

Zutaten:
- 4 Kabeljaufilets (je etwa 150 g)
- 1 Tasse Quinoa
- 2 Tassen Gemüsebrühe
- 1 Zitrone (Saft und Schale)
- 2 EL Olivenöl
- 1 Knoblauchzehe, gehackt
- 1 Bund frische Petersilie, gehackt
- 1 Bund frischer Dill, gehackt
- Salz und Pfeffer nach Geschmack
- 1 TL Paprikapulver
- 1 EL Butter oder eine cholesterinfreie Alternative

Zubereitung:

1. Quinoa kochen: Quinoa unter fließendem Wasser abspülen. In einem mittelgroßen Topf die Gemüsebrühe zum Kochen bringen. Quinoa hinzufügen, die Hitze reduzieren und zugedeckt etwa 15 Minuten köcheln lassen, bis die Flüssigkeit absorbiert ist und die Quinoa weich ist.
2. Zitronen-Kräuter-Mischung vorbereiten: Während die Quinoa kocht, den Saft und die Schale der Zitrone in eine kleine Schüssel geben. Petersilie und Dill hinzufügen und gut vermischen.
3. Kabeljau braten: In einer großen Pfanne das Olivenöl und die Butter bei mittlerer Hitze erhitzen. Den Knoblauch hinzufügen und kurz anbraten, bis er duftet. Die Kabeljaufilets mit Salz, Pfeffer und Paprikapulver würzen. Die Filets in die Pfanne geben und von jeder Seite etwa 3-4 Minuten braten, bis sie goldbraun und durchgegart sind.
4. Quinoa verfeinern: Sobald die Quinoa fertig ist, die Zitronen-Kräuter-Mischung und 1 EL Olivenöl unterheben. Mit Salz und Pfeffer abschmecken.
5. Anrichten: Die Zitronen-Kräuter-Quinoa auf vier Teller verteilen. Die gebratenen Kabeljaufilets darauflegen und sofort servieren.

Nährwertangaben pro Portion: Kalorien: 380 kcal / Fett: 14 g / Kohlenhydrate: 32 g / Eiweiß: 35 g / Ballaststoffe: 5 g / Cholesterin: 65 mg / Natrium: 400 mg

5.4 Vegetarische kichererbsen-curry

Vorbereitungszeit: 15 min / Kochzeit: 25 min / Portionen: 2

Zutaten
- 200 g - Kichererbsen (gekocht)
- 1 - Zwiebel (fein gehackt)
- 2 - Knoblauchzehen (gehackt)
- 1 EL - Olivenöl
- 1 TL - Kreuzkümmel
- 1 TL - Kurkuma
- 1 TL - Korianderpulver
- 1 TL - Garam Masala
- 1/2 TL - Paprikapulver
- 400 g - Tomaten (gehackt, aus der Dose)
- 200 ml - Kokosmilch
- 1 - Karotte (in Scheiben geschnitten)
- 1 - Paprika (in Würfel geschnitten)
- 100 g - Spinat (frisch)
- Salz und Pfeffer nach Geschmack
- Frischer Koriander zum Garnieren

Zubereitung
Schritt 1: Erhitzen Sie das Olivenöl in einem großen Topf bei mittlerer Hitze. Fügen Sie die gehackte Zwiebel hinzu und braten Sie sie an, bis sie weich und goldbraun ist.
Schritt 2: Geben Sie den gehackten Knoblauch hinzu und braten Sie ihn für eine weitere Minute an.
Schritt 3: Fügen Sie Kreuzkümmel, Kurkuma, Korianderpulver, Garam Masala und Paprikapulver hinzu. Rühren Sie gut um und braten Sie die Gewürze für etwa 2 Minuten an, bis sie duften.
Schritt 4: Geben Sie die gehackten Tomaten und die Kokosmilch in den Topf. Rühren Sie gut um und bringen Sie die Mischung zum Kochen.
Schritt 5: Fügen Sie die Kichererbsen, Karotten und Paprika hinzu. Reduzieren Sie die Hitze und lassen Sie das Curry etwa 15 Minuten köcheln, bis das Gemüse weich ist.
Schritt 6: Geben Sie den frischen Spinat hinzu und rühren Sie, bis er zusammenfällt. Schmecken Sie das Curry mit Salz und Pfeffer ab.
Schritt 7: Servieren Sie das Kichererbsen-Curry heiß, garniert mit frischem Koriander.

Nährwerte
Kalorien: 450 / Kohlenhydrate: 55 g / Zucker: 10 g / Eiweiß: 15 g / Fett: 20 g

5.5 Gefüllte Auberginen mit Tomaten und Feta

Zubereitungszeit: 20 Minuten / Garzeit: 30 Minuten / Portionsgröße: 4 Personen

Zutaten:
- 2 große Auberginen
- 200 g Feta-Käse, zerbröselt
- 2 Tassen Kirschtomaten, halbiert
- 1 Zwiebel, fein gehackt
- 2 Knoblauchzehen, gehackt
- 2 EL Olivenöl
- 1 Bund frische Petersilie, gehackt
- 1 TL getrockneter Oregano
- Salz und Pfeffer nach Geschmack
- 1 EL Zitronensaft
- 2 EL Pinienkerne, geröstet

Zubereitung:

1. Auberginen vorbereiten: Den Backofen auf 200 °C vorheizen. Die Auberginen längs halbieren und das Fruchtfleisch vorsichtig mit einem Löffel herauskratzen, dabei etwa 1 cm Rand stehen lassen. Das Fruchtfleisch hacken und beiseite stellen. Die Auberginenhälften auf ein mit Backpapier ausgelegtes Backblech legen und mit etwas Olivenöl bestreichen. Im vorgeheizten Ofen etwa 15 Minuten backen, bis sie weich sind.
2. Füllung zubereiten: Während die Auberginen im Ofen sind, das restliche Olivenöl in einer großen Pfanne bei mittlerer Hitze erhitzen. Die gehackte Zwiebel und den Knoblauch hinzufügen und etwa 5 Minuten anbraten, bis sie weich sind. Das gehackte Auberginenfleisch hinzufügen und weitere 5 Minuten kochen lassen. Die Kirschtomaten, den getrockneten Oregano, Salz und Pfeffer hinzufügen und gut vermischen. Weitere 5 Minuten köcheln lassen, bis die Tomaten weich sind.
3. Feta und Kräuter hinzufügen: Die Pfanne vom Herd nehmen und den zerbröselten Feta, die gehackte Petersilie und den Zitronensaft unterrühren. Alles gut vermischen.
4. Auberginen füllen: Die vorgebackenen Auberginenhälften aus dem Ofen nehmen und die Füllung gleichmäßig in die Auberginenhälften verteilen. Die gefüllten Auberginen zurück in den Ofen stellen und weitere 15 Minuten backen, bis die Füllung leicht gebräunt ist.
5. Anrichten: Die gefüllten Auberginen auf Teller verteilen und mit den gerösteten Pinienkernen bestreuen. Sofort servieren.

Nährwertangaben pro Portion: Kalorien: 280 kcal / Fett: 18 g / Kohlenhydrate: 20 g / Eiweiß: 10 g / Ballaststoffe: 6 g / Cholesterin: 30 mg / Natrium: 400 mg

5.6 Gerösteter blumenkohl mit kurkuma und kichererbsen

Vorbereitungszeit: 10 min / Kochzeit: 25 min / Portionen: 2

Zutaten
- 1 kleiner Kopf - Blumenkohl, in Röschen geteilt
- 1 Dose (400 g) - Kichererbsen, abgetropft und abgespült
- 2 EL - Olivenöl
- 1 TL - Kurkumapulver
- 1 TL - Kreuzkümmelpulver
- 1/2 TL - Paprikapulver
- 1/2 TL - Knoblauchpulver
- Salz und Pfeffer nach Geschmack
- 1 EL - Zitronensaft
- 1 EL - gehackte frische Petersilie (optional)

Zubereitung
Schritt 1: Den Ofen auf 200°C vorheizen. Ein Backblech mit Backpapier auslegen.
Schritt 2: In einer großen Schüssel Blumenkohlröschen und Kichererbsen mit Olivenöl, Kurkuma, Kreuzkümmel, Paprika, Knoblauchpulver, Salz und Pfeffer vermischen, bis alles gut bedeckt ist.
Schritt 3: Die Mischung gleichmäßig auf dem vorbereiteten Backblech verteilen. Im vorgeheizten Ofen 25 Minuten rösten, oder bis der Blumenkohl goldbraun und zart ist, dabei einmal wenden.
Schritt 4: Aus dem Ofen nehmen und mit Zitronensaft beträufeln. Nach Belieben mit gehackter Petersilie bestreuen und sofort servieren.

Nährwerte
Kal: 300 / Kohlenhydrate: 40 g / Zucker: 8 g / Eiweiß: 12 g / Fett: 12 g

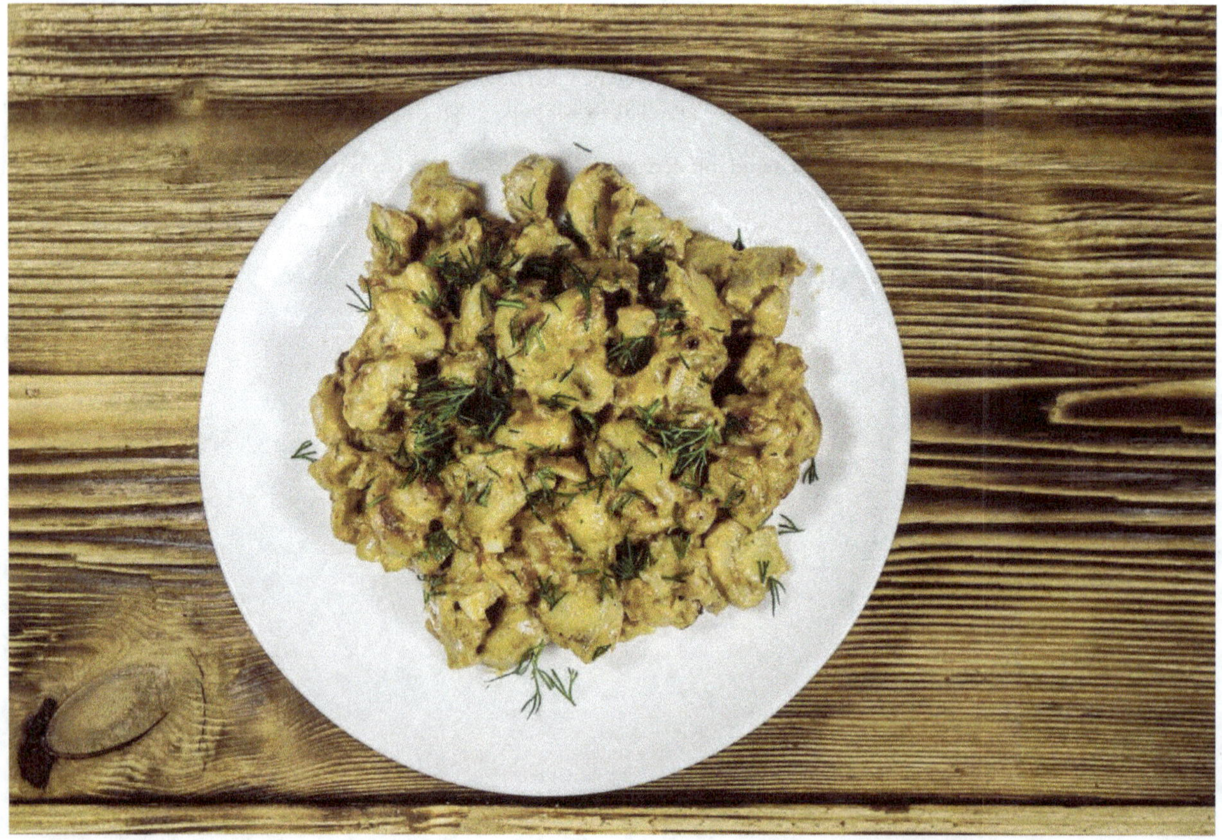

5.7 Linsensuppe mit karotten und sellerie

Vorbereitungszeit: 15 min / Kochzeit: 30 min / Portionen: 2

Zutaten
- 100 g - grüne Linsen
- 2 - Karotten, gewürfelt
- 2 Stangen - Sellerie, gewürfelt
- 1 - Zwiebel, fein gehackt
- 2 Zehen - Knoblauch, gehackt
- 1 EL - Olivenöl
- 1 TL - Kreuzkümmel
- 1 TL - Paprikapulver
- 1 TL - getrockneter Thymian
- 1 Lorbeerblatt
- 1,2 l - Gemüsebrühe
- Salz und Pfeffer nach Geschmack
- 1 EL - Zitronensaft
- Frische Petersilie zum Garnieren

Zubereitung
Schritt 1: Die Linsen in einem Sieb abspülen und abtropfen lassen.
Schritt 2: Das Olivenöl in einem großen Topf bei mittlerer Hitze erhitzen. Die Zwiebel und den Knoblauch hinzufügen und etwa 5 Minuten anbraten, bis sie weich sind.
Schritt 3: Die Karotten und den Sellerie hinzufügen und weitere 5 Minuten kochen lassen.
Schritt 4: Kreuzkümmel, Paprikapulver und Thymian hinzufügen und gut umrühren.
Schritt 5: Die abgetropften Linsen, das Lorbeerblatt und die Gemüsebrühe in den Topf geben. Zum Kochen bringen, dann die Hitze reduzieren und 20-25 Minuten köcheln lassen, bis die Linsen weich sind.
Schritt 6: Das Lorbeerblatt entfernen. Mit Salz, Pfeffer und Zitronensaft abschmecken.
Schritt 7: Die Suppe in Schalen servieren und mit frischer Petersilie garnieren.

Nährwerte
Kalorien: 350 / Kohlenhydrate: 50 g / Zucker: 10 g / Eiweiß: 15 g / Fett: 10 g

5.8 Gebackener tofu mit sesam und sojasauce

Vorbereitungszeit: 15 min / Kochzeit: 25 min / Portionen: 2

Zutaten
- 200 g - Tofu
- 2 EL - Sojasauce
- 1 EL - Sesamöl
- 1 EL - Honig
- 1 EL - Reisessig
- 1 EL - Sesamsamen
- 1 - Frühlingszwiebel, fein gehackt
- 1 - Knoblauchzehe, fein gehackt
- 1 TL - Ingwer, frisch gerieben
- 1 EL - Olivenöl
- Salz und Pfeffer nach Geschmack

Methode
Schritt 1: Den Tofu in etwa 1 cm dicke Scheiben schneiden und auf Küchenpapier legen, um überschüssige Flüssigkeit zu entfernen.
Schritt 2: In einer kleinen Schüssel Sojasauce, Sesamöl, Honig, Reisessig, Knoblauch und Ingwer vermischen. Den Tofu in eine flache Schale legen und die Marinade darüber gießen. Den Tofu mindestens 15 Minuten marinieren lassen, dabei gelegentlich wenden.
Schritt 3: Den Backofen auf 200°C vorheizen. Ein Backblech mit Backpapier auslegen und den marinierten Tofu darauf verteilen. Mit Sesamsamen bestreuen.
Schritt 4: Den Tofu im vorgeheizten Ofen 20-25 Minuten backen, bis er goldbraun und knusprig ist. Nach der Hälfte der Backzeit wenden.
Schritt 5: Den gebackenen Tofu aus dem Ofen nehmen und mit den gehackten Frühlingszwiebeln bestreuen. Sofort servieren.

Nährwerte
Kal: 250 / Kohlenhydrate: 12 g / Zucker: 6 g / Eiweiß: 15 g / Fett: 15 g

5.9 Wildlachs mit fenchel und orangensalat

Vorbereitungszeit: 15 min / Kochzeit: 20 min / Portionen: 2

Zutaten
- 2 Stück (je 150 g) - Wildlachsfilets
- 1 großer - Fenchelknolle, in dünne Scheiben geschnitten
- 1 - Orange, geschält und in Scheiben geschnitten
- 1 EL - Olivenöl
- 1 TL - Honig
- 1 EL - Zitronensaft
- 1 TL - Senf
- Salz und Pfeffer nach Geschmack
- 1 EL - frische Dill, gehackt

Zubereitung
Schritt 1: Den Backofen auf 200°C vorheizen. Ein Backblech mit Backpapier auslegen.
Schritt 2: Die Fenchelscheiben auf dem Backblech verteilen und mit 1/2 EL Olivenöl, Salz und Pfeffer beträufeln. Im vorgeheizten Ofen für 15 Minuten rösten.
Schritt 3: Während der Fenchel röstet, die Wildlachsfilets mit Salz und Pfeffer würzen. Nach 15 Minuten den Fenchel aus dem Ofen nehmen und die Lachsfilets darauflegen. Weitere 10 Minuten im Ofen backen, bis der Lachs durchgegart ist.
Schritt 4: In einer kleinen Schüssel Honig, Zitronensaft, Senf und den restlichen 1/2 EL Olivenöl verrühren. Mit Salz und Pfeffer abschmecken.
Schritt 5: Die Orangenscheiben und den gerösteten Fenchel auf zwei Teller verteilen. Den gebackenen Lachs darauflegen und mit der Honig-Zitronen-Sauce beträufeln. Mit frischem Dill bestreuen und sofort servieren.

Nährwerte
Kal: 350 / Kohlenhydrate: 20 g / Zucker: 15 g / Eiweiß: 30 g / Fett: 15 g

5.10 Ratatouille mit aubergine, zucchini und paprika

Vorbereitungszeit: 15 min / Kochzeit: 35 min / Portionen: 2

Zutaten
- 1 - Aubergine, gewürfelt
- 1 - Zucchini, gewürfelt
- 1 - rote Paprika, gewürfelt
- 1 - gelbe Paprika, gewürfelt
- 1 - Zwiebel, gehackt
- 2 - Knoblauchzehen, gehackt
- 2 EL - Olivenöl
- 400 g - gehackte Tomaten (aus der Dose)
- 1 TL - getrockneter Thymian
- 1 TL - getrockneter Oregano
- Salz und Pfeffer nach Geschmack
- Frische Basilikumblätter zum Garnieren

Methode
Schritt 1: In einer großen Pfanne das Olivenöl bei mittlerer Hitze erhitzen. Die gehackte Zwiebel und den Knoblauch hinzufügen und etwa 5 Minuten anbraten, bis sie weich sind.
Schritt 2: Die gewürfelte Aubergine, Zucchini und Paprika in die Pfanne geben. Unter gelegentlichem Rühren etwa 10 Minuten kochen, bis das Gemüse leicht gebräunt und weich ist.
Schritt 3: Die gehackten Tomaten, getrockneten Thymian und Oregano hinzufügen. Mit Salz und Pfeffer abschmecken. Zum Kochen bringen, dann die Hitze reduzieren und 20 Minuten köcheln lassen, bis das Gemüse zart ist und die Aromen sich vermischt haben.
Schritt 4: Das Ratatouille auf zwei Teller verteilen und mit frischen Basilikumblättern garnieren. Sofort servieren.

Nährwerte
Kal: 250 / Kohlenhydrate: 30 g / Zucker: 12 g / Eiweiß: 5 g / Fett: 12 g

5.11 Kürbisrisotto mit gerösteten pinienkernen

Vorbereitungszeit: 15 min / Kochzeit: 30 min / Portionen: 2

Zutaten
- 200 g - Kürbis, geschält und gewürfelt
- 150 g - Risottoreis
- 1 - kleine Zwiebel, fein gehackt
- 2 EL - Olivenöl
- 500 ml - Gemüsebrühe, warm
- 50 ml - Weißwein (optional)
- 30 g - Parmesan, gerieben
- 2 EL - Pinienkerne, geröstet
- 1 EL - frische Petersilie, gehackt
- Salz und Pfeffer nach Geschmack

Zubereitung
Schritt 1: Das Olivenöl in einem großen Topf bei mittlerer Hitze erhitzen. Die gehackte Zwiebel hinzufügen und etwa 5 Minuten anbraten, bis sie weich und durchscheinend ist.

Schritt 2: Den gewürfelten Kürbis hinzufügen und weitere 5 Minuten kochen, bis er leicht weich wird.

Schritt 3: Den Risottoreis hinzufügen und gut umrühren, um ihn mit dem Öl zu bedecken. Den Weißwein hinzufügen (falls verwendet) und unter ständigem Rühren kochen, bis der Wein fast vollständig verdampft ist.

Schritt 4: Eine Kelle warme Gemüsebrühe hinzufügen und unter ständigem Rühren kochen, bis die Brühe fast vollständig vom Reis aufgenommen wurde. Diesen Vorgang wiederholen, bis der Reis cremig und al dente ist (ca. 20 Minuten).

Schritt 5: Den geriebenen Parmesan unterrühren und mit Salz und Pfeffer abschmecken.

Schritt 6: Das Risotto auf zwei Teller verteilen und mit den gerösteten Pinienkernen und der gehackten Petersilie bestreuen.

Nährwerte
Kalorien: 450 kcal / Kohlenhydrate: 60 g / Zucker: 5 g / Eiweiß: 12 g / Fett: 18 g

5.12 Gemüsecurry mit Kokosmilch und Koriander

Zubereitungszeit: 20 Minuten / Garzeit: 25 Minuten / Portionsgröße: 4 Personen

Zutaten:
- 1 EL Olivenöl
- 1 Zwiebel, fein gehackt
- 2 Knoblauchzehen, gehackt
- 1 Stück Ingwer (ca. 2 cm), fein gehackt
- 1 rote Paprika, gewürfelt
- 1 gelbe Paprika, gewürfelt
- 2 Karotten, in Scheiben geschnitten
- 1 Zucchini, in Halbmonden geschnitten
- 200 g Brokkoli, in Röschen geteilt
- 1 Dose Kokosmilch (400 ml)
- 1 Dose gehackte Tomaten (400 g)
- 1 EL rote Currypaste
- 1 TL Kurkuma
- 1 TL Kreuzkümmel
- Salz und Pfeffer nach Geschmack
- Saft einer Limette
- 1 Bund frischer Koriander, gehackt
- 200 g Basmatireis

Zubereitung:
1. Reis kochen: Den Basmatireis nach Packungsanweisung zubereiten und warm halten.
2. Gemüse anbraten: Das Olivenöl in einem großen Topf bei mittlerer Hitze erhitzen. Die gehackte Zwiebel, den Knoblauch und den Ingwer hinzufügen und etwa 5 Minuten anbraten, bis sie weich sind und duften.
3. Currypaste und Gewürze hinzufügen: Die rote Currypaste, Kurkuma und Kreuzkümmel in den Topf geben und gut umrühren, damit sich die Gewürze verteilen und ihr Aroma freisetzen.
4. Gemüse garen: Die gewürfelten Paprikas, Karotten, Zucchini und Brokkoli hinzufügen. Alles gut vermengen und etwa 5 Minuten anbraten, bis das Gemüse leicht weich wird.
5. Kokosmilch und Tomaten hinzufügen: Die Kokosmilch und die gehackten Tomaten in den Topf geben und gut umrühren. Zum Kochen bringen, dann die Hitze reduzieren und das Curry etwa 15 Minuten köcheln lassen, bis das Gemüse weich ist und die Sauce eingedickt ist. Mit Salz und Pfeffer abschmecken.
6. Abschmecken und servieren: Den Limettensaft und die Hälfte des gehackten Korianders unter das Curry rühren. Das Gemüsecurry auf Teller verteilen und mit dem restlichen Koriander bestreuen. Mit dem Basmatireis servieren.

Nährwertangaben pro Portion: Kalorien: 350 kcal / Fett: 18 g / Kohlenhydrate: 40 g / Eiweiß: 7 g / Ballaststoffe: 8 g / Cholesterin: 0 mg / Natrium: 400 mg

5.13 Türkisches linsengericht mit spinat und joghurt

Vorbereitungszeit: 15 min / Kochzeit: 25 min / Portionen: 2

Zutaten
- 150 g - rote Linsen
- 200 g - frischer Spinat
- 1 - Zwiebel, fein gehackt
- 2 - Knoblauchzehen, fein gehackt
- 1 EL - Olivenöl
- 1 TL - Kreuzkümmel, gemahlen
- 1 TL - Paprikapulver, edelsüß
- 1/2 TL - Kurkuma
- 400 ml - Gemüsebrühe
- 150 g - Naturjoghurt
- 1 EL - Zitronensaft
- Salz und Pfeffer nach Geschmack
- Frische Petersilie, gehackt (zum Garnieren)

Methode
Schritt 1: Die roten Linsen unter fließendem Wasser abspülen und abtropfen lassen.
Schritt 2: Das Olivenöl in einem großen Topf bei mittlerer Hitze erhitzen. Die gehackte Zwiebel und den Knoblauch hinzufügen und etwa 5 Minuten anbraten, bis sie weich und goldbraun sind.
Schritt 3: Kreuzkümmel, Paprikapulver und Kurkuma hinzufügen und für eine weitere Minute anbraten.
Schritt 4: Die abgetropften Linsen und die Gemüsebrühe in den Topf geben. Zum Kochen bringen, dann die Hitze reduzieren und zugedeckt etwa 15 Minuten köcheln lassen, bis die Linsen weich sind.
Schritt 5: Den frischen Spinat hinzufügen und weitere 5 Minuten köcheln lassen, bis der Spinat zusammengefallen ist.
Schritt 6: Den Zitronensaft einrühren und mit Salz und Pfeffer abschmecken.
Schritt 7: Das Linsengericht auf zwei Teller verteilen und jeweils mit einem Klecks Naturjoghurt und gehackter Petersilie garnieren.

Nährwerte
Kal: 350 / Kohlenhydrate: 45 g / Zucker: 6 g / Eiweiß: 18 g / Fett: 10 g

5.14 Gegrillte gemüsekebabs mit kräuterquark

Vorbereitungszeit: 15 min / Kochzeit: 10 min / Portionen: 2

Zutaten
- 1 rote Paprika - gewürfelt
- 1 gelbe Paprika - gewürfelt
- 1 Zucchini - in Scheiben geschnitten
- 8 Kirschtomaten
- 1 rote Zwiebel - in Stücke geschnitten
- 1 EL Olivenöl
- 1 TL getrockneter Oregano
- Salz und Pfeffer nach Geschmack
- 200 g Magerquark
- 2 EL frische Kräuter (z.B. Schnittlauch, Petersilie, Dill) - fein gehackt
- 1 Knoblauchzehe - fein gehackt
- 1 TL Zitronensaft

Methode
Schritt 1: Das Gemüse (Paprika, Zucchini, Kirschtomaten und Zwiebel) in eine Schüssel geben. Mit Olivenöl, Oregano, Salz und Pfeffer vermengen.
Schritt 2: Das gewürzte Gemüse auf Spieße stecken.
Schritt 3: Einen Grill oder eine Grillpfanne auf mittlere Hitze vorheizen. Die Gemüsespieße etwa 8-10 Minuten grillen, dabei gelegentlich wenden, bis das Gemüse weich und leicht gebräunt ist.
Schritt 4: Während das Gemüse grillt, den Magerquark in eine Schüssel geben. Die gehackten Kräuter, den Knoblauch und den Zitronensaft unterrühren. Mit Salz und Pfeffer abschmecken.
Schritt 5: Die gegrillten Gemüsekebabs mit dem Kräuterquark servieren.

Nährwerte
Kalorien: 200 kcal / Kohlenhydrate: 15 g / Zucker: 10 g / Eiweiß: 15 g / Fett: 8 g

6. Desserts ohne reue

6.1 Avocado-schokoladenmousse

Vorbereitungszeit: 10 min / Kochzeit: 0 min / Portionen: 2

Zutaten
- 1 reife Avocado
- 2 EL ungesüßtes Kakaopulver
- 2 EL Ahornsirup
- 1 TL Vanilleextrakt
- 1 Prise Salz
- 50 ml Mandelmilch

Methode
Schritt 1: Die Avocado halbieren, den Kern entfernen und das Fruchtfleisch mit einem Löffel herauskratzen.
Schritt 2: Das Avocado-Fruchtfleisch in einen Mixer geben und das Kakaopulver, den Ahornsirup, das Vanilleextrakt und das Salz hinzufügen.
Schritt 3: Die Mandelmilch hinzufügen und alles zu einer glatten Masse pürieren.
Schritt 4: Die Mousse in zwei Dessertschalen füllen und mindestens 30 Minuten im Kühlschrank kühlen, bevor sie serviert wird.

Nährwerte
Kalorien: 250 / Kohlenhydrate: 20 g / Zucker: 12 g / Eiweiß: 3 g / Fett: 18 g

6.2 Himbeer-chia-pudding

Vorbereitungszeit: 10 min / Kochzeit: 0 min / Portionen: 2

Zutaten
- 200 g - Himbeeren (frisch oder gefroren)
- 4 EL - Chia-Samen
- 250 ml - Mandelmilch (ungesüßt)
- 1 EL - Ahornsirup (optional)
- 1 TL - Vanilleextrakt
- Frische Minzblätter (zur Dekoration)

Methode
Schritt 1: Himbeeren in einer Schüssel mit einer Gabel leicht zerdrücken, bis sie eine grobe Konsistenz haben.
Schritt 2: In einer separaten Schüssel die Chia-Samen, Mandelmilch, Ahornsirup und Vanilleextrakt gut vermischen.
Schritt 3: Die zerdrückten Himbeeren gleichmäßig auf zwei Gläser oder Schalen verteilen.
Schritt 4: Die Chia-Mischung über die Himbeeren gießen und gut umrühren.
Schritt 5: Die Gläser oder Schalen abdecken und mindestens 4 Stunden oder über Nacht im Kühlschrank ruhen lassen, damit die Chia-Samen aufquellen können.
Schritt 6: Vor dem Servieren mit frischen Minzblättern dekorieren.

Nährwerte
Kal: 180 / Kohlenhydrate: 20 g / Zucker: 10 g / Eiweiß: 6 g / Fett: 8 g

6.3 Apfel-zimt-baked-oats

Vorbereitungszeit: 10 min / Kochzeit: 25 min / Portionen: 2

Zutaten
- 80 g - Haferflocken
- 1 - Apfel, geschält und gewürfelt
- 1 TL - Zimt
- 1 TL - Backpulver
- 1 Prise - Salz
- 1 - Ei
- 200 ml - Mandelmilch (ungesüßt)
- 1 TL - Vanilleextrakt
- 1 EL - Ahornsirup (optional)
- 1 EL - Walnüsse, gehackt (optional)

Methode
Schritt 1: Den Ofen auf 180°C vorheizen und eine kleine Auflaufform leicht einfetten.
Schritt 2: In einer großen Schüssel die Haferflocken, den gewürfelten Apfel, Zimt, Backpulver und Salz vermischen.
Schritt 3: In einer separaten Schüssel das Ei, die Mandelmilch, Vanilleextrakt und Ahornsirup (falls verwendet) verquirlen.
Schritt 4: Die feuchten Zutaten zu den trockenen Zutaten geben und gut vermischen.
Schritt 5: Die Mischung in die vorbereitete Auflaufform gießen und gleichmäßig verteilen. Mit gehackten Walnüssen bestreuen (falls verwendet).
Schritt 6: Im vorgeheizten Ofen 25 Minuten backen, bis die Oberfläche goldbraun ist und die Haferflocken durchgebacken sind.
Schritt 7: Aus dem Ofen nehmen und vor dem Servieren leicht abkühlen lassen.

Nährwerte
Kal: 250 / Kohlenhydrate: 40 g / Zucker: 12 g / Protein: 7 g / Fett: 6 g

6.4 Mandel-kokosnuss-bällchen

Vorbereitungszeit: 15 min / Kochzeit: 0 min / Portionen: 2

Zutaten
- 50 g - Mandeln, gemahlen
- 30 g - Kokosraspeln
- 2 EL - Kokosöl, geschmolzen
- 1 EL - Ahornsirup
- 1 TL - Vanilleextrakt
- 1 Prise - Salz

Zubereitung
Schritt 1: In einer Schüssel die gemahlenen Mandeln und die Kokosraspeln vermischen.
Schritt 2: Das geschmolzene Kokosöl, den Ahornsirup, das Vanilleextrakt und eine Prise Salz hinzufügen. Alles gut vermengen, bis eine klebrige Masse entsteht.
Schritt 3: Aus der Masse kleine Bällchen formen und auf ein mit Backpapier ausgelegtes Blech legen.
Schritt 4: Die Bällchen für mindestens 30 Minuten in den Kühlschrank stellen, damit sie fest werden.

Nährwerte
Kal: 200 / Fett: 18 g / Kohlenhydrate: 6 g / Zucker: 4 g / Eiweiß: 4 g

6.5 Kürbis-käsekuchen

Vorbereitungszeit: 20 min / Kochzeit: 45 min / Portionen: 2

Zutaten
- 200 g - Kürbis, geschält und gewürfelt
- 100 g - Magerquark
- 50 g - Frischkäse, fettarm
- 1 - Ei
- 2 EL - Honig
- 1 TL - Vanilleextrakt
- 1 TL - Zimt
- 1 TL - Ingwer, gemahlen
- 1 TL - Muskatnuss
- 50 g - Vollkornmehl
- 1 TL - Backpulver
- 1 Prise - Salz

Zubereitung
Schritt 1: Den Backofen auf 180°C vorheizen. Eine kleine Springform (ca. 15 cm Durchmesser) mit Backpapier auslegen.
Schritt 2: Den Kürbis in einem Topf mit Wasser weich kochen (ca. 10 Minuten), abtropfen lassen und pürieren.
Schritt 3: In einer großen Schüssel den Magerquark, Frischkäse, Ei, Honig und Vanilleextrakt glatt rühren.
Schritt 4: Das Kürbispüree, Zimt, Ingwer und Muskatnuss unter die Quarkmischung rühren.
Schritt 5: In einer separaten Schüssel das Vollkornmehl, Backpulver und Salz vermischen. Diese Mischung langsam in die Kürbis-Quark-Masse einrühren, bis alles gut vermengt ist.
Schritt 6: Den Teig in die vorbereitete Springform füllen und glatt streichen.
Schritt 7: Den Kuchen im vorgeheizten Ofen ca. 45 Minuten backen, bis er goldbraun ist und ein Zahnstocher sauber herauskommt.
Schritt 8: Den Kuchen aus dem Ofen nehmen und vollständig abkühlen lassen, bevor er aus der Form gelöst wird.

Nährwerte
Kal: 250 / Kohlenhydrate: 35 g / Zucker: 15 g / Eiweiß: 12 g / Fett: 5 g

6.6 Zitronen-joghurt-kuchen

Vorbereitungszeit: 15 min / Backzeit: 35 min / Portionen: 2

Zutaten
- 100 g - Joghurt (fettarm)
- 50 g - Dinkelmehl
- 30 g - Honig
- 1 - Ei
- 1 TL - Backpulver
- 1 EL - Zitronensaft
- 1 TL - Zitronenschale (abgerieben)
- 1 Prise - Salz

Zubereitung
Schritt 1: Den Ofen auf 180°C vorheizen und eine kleine Kuchenform (ca. 15 cm Durchmesser) mit Backpapier auslegen oder einfetten.
Schritt 2: In einer großen Schüssel das Ei leicht verquirlen. Joghurt, Honig, Zitronensaft und Zitronenschale hinzufügen und gut verrühren.
Schritt 3: In einer separaten Schüssel Dinkelmehl, Backpulver und Salz vermischen. Die trockenen Zutaten nach und nach zu den feuchten Zutaten geben und gut verrühren, bis ein glatter Teig entsteht.
Schritt 4: Den Teig in die vorbereitete Kuchenform füllen und glatt streichen.
Schritt 5: Den Kuchen im vorgeheizten Ofen ca. 35 Minuten backen, bis er goldbraun ist und ein Zahnstocher sauber herauskommt.
Schritt 6: Den Kuchen aus dem Ofen nehmen und in der Form etwa 10 Minuten abkühlen lassen. Anschließend aus der Form nehmen und vollständig auf einem Kuchengitter auskühlen lassen.

Nährwerte
Kal: 180 / Kohlenhydrate: 28 g / Zucker: 15 g / Eiweiß: 6 g / Fett: 3 g

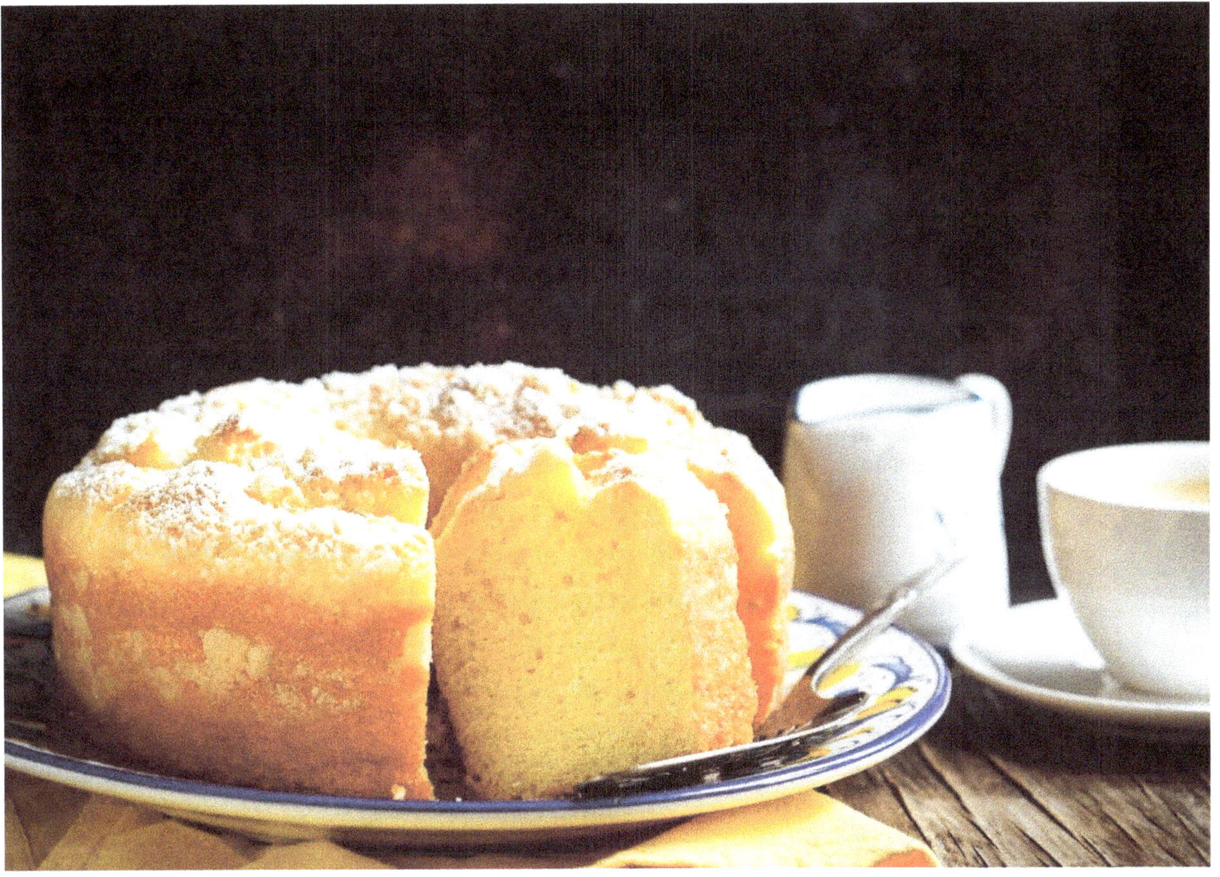

6.7 Birnen-crumble mit haferflocken

Vorbereitungszeit: 15 min / Kochzeit: 25 min / Portionen: 2

Zutaten
- 2 - Birnen
- 50 g - Haferflocken
- 20 g - Mandeln, gehackt
- 1 EL - Honig
- 1 TL - Zimt
- 1 EL - Kokosöl
- 1 TL - Vanilleextrakt

Zubereitung
Schritt 1: Den Backofen auf 180°C vorheizen. Eine kleine Auflaufform leicht einfetten.
Schritt 2: Die Birnen schälen, entkernen und in dünne Scheiben schneiden. Die Birnenscheiben gleichmäßig in der vorbereiteten Auflaufform verteilen.
Schritt 3: In einer Schüssel die Haferflocken, gehackten Mandeln, Zimt und Vanilleextrakt vermischen.
Schritt 4: Das Kokosöl schmelzen und zusammen mit dem Honig zu den trockenen Zutaten geben. Alles gut vermengen, bis die Mischung krümelig ist.
Schritt 5: Die Haferflocken-Mischung gleichmäßig über die Birnenscheiben streuen.
Schritt 6: Die Auflaufform in den vorgeheizten Ofen stellen und für etwa 25 Minuten backen, bis der Crumble goldbraun und die Birnen weich sind.
Schritt 7: Den Birnen-Crumble aus dem Ofen nehmen und etwas abkühlen lassen, bevor er serviert wird.

Nährwerte
Kal: 250 / Kohlenhydrate: 40 g / Zucker: 20 g / Eiweiß: 5 g / Fett: 10 g

6.8 Erdbeer-basilikum-sorbet

Vorbereitungszeit: 15 min / Kochzeit: 0 min / Portionen: 2

Zutaten
- 300 g - Erdbeeren, frisch oder gefroren
- 1 EL - Zitronensaft
- 2 EL - Honig oder Agavendicksaft
- 6-8 Blätter - frischer Basilikum
- 100 ml - Wasser

Methode
Schritt 1: Erdbeeren waschen und die Stiele entfernen. Wenn gefrorene Erdbeeren verwendet werden, diese vorher leicht antauen lassen.
Schritt 2: Erdbeeren, Zitronensaft, Honig oder Agavendicksaft und Wasser in einen Mixer geben.
Schritt 3: Basilikumblätter hinzufügen und alles zu einer glatten Masse pürieren.
Schritt 4: Die Mischung in einen flachen Behälter gießen und für mindestens 2 Stunden in den Gefrierschrank stellen. Alle 30 Minuten umrühren, um Eiskristalle zu vermeiden.
Schritt 5: Vor dem Servieren das Sorbet kurz antauen lassen und erneut durchrühren, um eine cremige Konsistenz zu erhalten.

Nährwerte
Kal: 80 / Kohlenhydrate: 20 g / Zucker: 15 g / Eiweiß: 1 g / Fett: 0 g

6.9 Schoko-zucchini-kuchen

Vorbereitungszeit: 20 min / Kochzeit: 45 min / Portionen: 2

Zutaten
- 100 g - Zucchini, gerieben
- 50 g - Dinkelmehl
- 30 g - Kakaopulver
- 50 g - Apfelmus (ungesüßt)
- 1 Ei
- 50 ml - Pflanzenöl
- 50 g - Honig
- 1 TL - Vanilleextrakt
- 1 TL - Backpulver
- 1 Prise - Salz
- 30 g - Dunkle Schokoladenstückchen (mindestens 70% Kakao)

Methode
Schritt 1: Den Ofen auf 180°C vorheizen und eine kleine Kuchenform einfetten.
Schritt 2: In einer großen Schüssel das Dinkelmehl, Kakaopulver, Backpulver und Salz vermischen.
Schritt 3: In einer separaten Schüssel das Ei, Pflanzenöl, Apfelmus, Honig und Vanilleextrakt gut verrühren.
Schritt 4: Die feuchten Zutaten zu den trockenen Zutaten geben und gut vermischen.
Schritt 5: Die geriebene Zucchini und die Schokoladenstückchen unterheben.
Schritt 6: Den Teig in die vorbereitete Kuchenform füllen und glatt streichen.
Schritt 7: Den Kuchen im vorgeheizten Ofen für etwa 45 Minuten backen, bis ein Zahnstocher sauber herauskommt.
Schritt 8: Den Kuchen aus dem Ofen nehmen und in der Form abkühlen lassen, bevor er serviert wird.

Nährwerte
Kal: 350 / Kohlenhydrate: 45 g / Zucker: 25 g / Eiweiß: 8 g / Fett: 15 g

6.10 Vegane blaubeer-muffins

Vorbereitungszeit: 10 min / Kochzeit: 25 min / Portionen: 2

Zutaten
- 100 g - Dinkelmehl
- 50 g - Haferflocken
- 1 TL - Backpulver
- 1/2 TL - Natron
- 1 Prise - Salz
- 60 ml - Ahornsirup
- 60 ml - Mandelmilch
- 1 TL - Apfelessig
- 1 TL - Vanilleextrakt
- 100 g - frische Blaubeeren

Methode
Schritt 1: Den Backofen auf 180°C vorheizen und ein Muffinblech mit Papierförmchen auslegen.
Schritt 2: In einer großen Schüssel das Dinkelmehl, die Haferflocken, das Backpulver, das Natron und das Salz vermischen.
Schritt 3: In einer separaten Schüssel den Ahornsirup, die Mandelmilch, den Apfelessig und das Vanilleextrakt verrühren.
Schritt 4: Die feuchten Zutaten zu den trockenen Zutaten geben und vorsichtig vermischen, bis alles gut kombiniert ist.
Schritt 5: Die Blaubeeren vorsichtig unterheben.
Schritt 6: Den Teig gleichmäßig auf die Muffinförmchen verteilen.
Schritt 7: Die Muffins im vorgeheizten Ofen etwa 25 Minuten backen, bis sie goldbraun sind und ein Zahnstocher sauber herauskommt.
Schritt 8: Die Muffins aus dem Ofen nehmen und auf einem Kuchengitter vollständig abkühlen lassen.

Nährwerte
Kal: 220 / Kohlenhydrate: 40 g / Zucker: 15 g / Protein: 4 g / Fett: 5 g

6.11 Karottenkuchen mit frischkäse-frosting

Vorbereitungszeit: 20 min / Kochzeit: 35 min / Portionen: 2

Zutaten
- 100 g - Karotten, gerieben
- 50 g - Vollkornmehl
- 50 g - gemahlene Mandeln
- 1 TL - Backpulver
- 1/2 TL - Zimt
- 1/4 TL - Muskatnuss
- 1/4 TL - Salz
- 2 - Eier
- 50 ml - Apfelmus (ungesüßt)
- 50 ml - Ahornsirup
- 1 TL - Vanilleextrakt
- 100 g - Frischkäse (light)
- 1 EL - Honig
- 1 TL - Zitronensaft

Methode
Schritt 1: Den Ofen auf 180°C vorheizen und eine kleine Kuchenform (ca. 15 cm Durchmesser) einfetten oder mit Backpapier auslegen.
Schritt 2: In einer Schüssel das Vollkornmehl, gemahlene Mandeln, Backpulver, Zimt, Muskatnuss und Salz vermischen.
Schritt 3: In einer separaten Schüssel die Eier, Apfelmus, Ahornsirup und Vanilleextrakt verquirlen.
Schritt 4: Die feuchten Zutaten zu den trockenen Zutaten geben und gut vermengen. Dann die geriebenen Karotten unterheben.
Schritt 5: Den Teig in die vorbereitete Kuchenform geben und glatt streichen. Im vorgeheizten Ofen ca. 35 Minuten backen, bis ein Zahnstocher in der Mitte des Kuchens sauber herauskommt.
Schritt 6: Den Kuchen aus dem Ofen nehmen und vollständig abkühlen lassen.
Schritt 7: Für das Frosting den Frischkäse, Honig und Zitronensaft in einer Schüssel glatt rühren.
Schritt 8: Den abgekühlten Kuchen mit dem Frischkäse-Frosting bestreichen und servieren.

Nährwerte
Kal: 350 / Kohlenhydrate: 45 g / Zucker: 20 g / Eiweiß: 10 g / Fett: 15 g

6.12 Gefrorene joghurt-bark mit beeren

Vorbereitungszeit: 10 min / Kochzeit: 0 min / Portionen: 2

Zutaten
- 250 g - Griechischer Joghurt (fettarm)
- 1 EL - Honig
- 1 TL - Vanilleextrakt
- 50 g - Erdbeeren, in Scheiben geschnitten
- 50 g - Blaubeeren
- 50 g - Himbeeren
- 20 g - Mandeln, gehackt

Methode
Schritt 1: Den griechischen Joghurt, Honig und Vanilleextrakt in einer Schüssel gut vermischen.
Schritt 2: Ein Backblech mit Backpapier auslegen und die Joghurtmischung gleichmäßig darauf verteilen.
Schritt 3: Die Erdbeeren, Blaubeeren und Himbeeren gleichmäßig auf der Joghurtmischung verteilen.
Schritt 4: Die gehackten Mandeln darüber streuen.
Schritt 5: Das Backblech in den Gefrierschrank stellen und mindestens 4 Stunden oder bis die Mischung vollständig gefroren ist, einfrieren.
Schritt 6: Die gefrorene Joghurt-Bark in Stücke brechen und sofort servieren.

Nährwerte
Kal: 150 / Kohlenhydrate: 20 g / Zucker: 15 g / Eiweiß: 8 g / Fett: 4 g

6.13 Aprikosen-tarte mit mandelkruste

Zubereitungszeit: 20 min / Kochzeit: 30 min / Portionen: 2

Zutaten
- 150 g - Aprikosen (frisch oder aus der Dose, abgetropft)
- 50 g - Mandeln (gemahlen)
- 50 g - Haferflocken
- 2 EL - Honig
- 2 EL - Kokosöl (geschmolzen)
- 1 TL - Vanilleextrakt
- 1 Prise - Salz
- 1 TL - Zitronensaft
- 1 EL - Maisstärke

Zubereitung
Schritt 1: Den Ofen auf 180°C vorheizen. Eine kleine Tarteform (ca. 18 cm Durchmesser) leicht einfetten.
Schritt 2: In einer Schüssel die gemahlenen Mandeln, Haferflocken, Honig, geschmolzenes Kokosöl, Vanilleextrakt und eine Prise Salz vermengen. Gut mischen, bis eine krümelige Masse entsteht.
Schritt 3: Die Mandel-Hafer-Mischung gleichmäßig in die vorbereitete Tarteform drücken, dabei auch einen kleinen Rand formen. Die Kruste im vorgeheizten Ofen für etwa 10 Minuten vorbacken.
Schritt 4: Währenddessen die Aprikosen in dünne Scheiben schneiden. In einer kleinen Schüssel die Aprikosenscheiben mit Zitronensaft und Maisstärke vermengen.
Schritt 5: Die vorgebackene Kruste aus dem Ofen nehmen und die Aprikosenscheiben gleichmäßig darauf verteilen.
Schritt 6: Die Tarte für weitere 20 Minuten backen, bis die Aprikosen weich und leicht gebräunt sind.
Schritt 7: Die Tarte aus dem Ofen nehmen und vor dem Servieren vollständig abkühlen lassen.

Nährwerte
Kal: 300 / Kohlenhydrate: 40 g / Zucker: 20 g / Eiweiß: 6 g / Fett: 12 g

6.14 Nussfreier schokoladen-brownie

Vorbereitungszeit: 15 min / Kochzeit: 25 min / Portionen: 2

Zutaten
- 50 g - Zartbitterschokolade (mindestens 70% Kakaoanteil)
- 30 g - Kokosöl
- 50 g - Apfelmus (ungesüßt)
- 50 g - Vollkornmehl
- 20 g - Kakaopulver (ungesüßt)
- 1 TL - Backpulver
- 1 Prise - Salz
- 50 g - Ahornsirup
- 1 TL - Vanilleextrakt

Zubereitung
Schritt 1: Den Backofen auf 180°C vorheizen und eine kleine Backform (ca. 15x15 cm) mit Backpapier auslegen.
Schritt 2: Die Zartbitterschokolade zusammen mit dem Kokosöl in einer hitzebeständigen Schüssel über einem Wasserbad schmelzen. Gut umrühren, bis die Mischung glatt ist.
Schritt 3: In einer großen Schüssel das Apfelmus, den Ahornsirup und das Vanilleextrakt vermischen. Die geschmolzene Schokoladen-Kokosöl-Mischung hinzufügen und gut verrühren.
Schritt 4: In einer separaten Schüssel das Vollkornmehl, das Kakaopulver, das Backpulver und die Prise Salz vermischen.
Schritt 5: Die trockenen Zutaten zu den feuchten Zutaten geben und alles gut vermengen, bis ein glatter Teig entsteht.
Schritt 6: Den Teig in die vorbereitete Backform gießen und gleichmäßig verteilen.
Schritt 7: Die Brownies im vorgeheizten Ofen etwa 25 Minuten backen, bis sie fest sind. Mit einem Zahnstocher testen – er sollte sauber herauskommen.
Schritt 8: Die Brownies aus dem Ofen nehmen und vollständig abkühlen lassen, bevor sie in Stücke geschnitten werden.

Nährwerte
Kalorien: 250 / Kohlenhydrate: 35 g / Zucker: 20 g / Eiweiß: 4 g / Fett: 12 g

7. Gesunde snacks für zwischendurch
7.1 Avocado-hummus-dip

Vorbereitungszeit: 10 min / Kochzeit: 0 min / Portionen: 2

Zutaten
- 1 reife Avocado
- 200 g Kichererbsen aus der Dose, abgetropft
- 1 Knoblauchzehe
- 2 EL Zitronensaft
- 2 EL Olivenöl
- 1 TL Kreuzkümmel, gemahlen
- Salz und Pfeffer nach Geschmack
- Frische Petersilie zum Garnieren (optional)

Zubereitung
Schritt 1: Die Avocado halbieren, den Kern entfernen und das Fruchtfleisch mit einem Löffel herausnehmen.
Schritt 2: Die Kichererbsen abtropfen lassen und zusammen mit der Avocado in einen Mixer geben.
Schritt 3: Die Knoblauchzehe schälen und grob hacken, dann ebenfalls in den Mixer geben.
Schritt 4: Zitronensaft, Olivenöl und Kreuzkümmel hinzufügen. Alles zu einer glatten Masse pürieren.
Schritt 5: Mit Salz und Pfeffer abschmecken.
Schritt 6: Den Dip in eine Schüssel geben und nach Belieben mit frischer Petersilie garnieren.

Nährwerte
Kalorien: 300 kcal / Kohlenhydrate: 20 g / Zucker: 1 g / Eiweiß: 6 g / Fett: 22 g

7.2 Chia-pudding mit beeren

Zubereitungszeit: 10 min / Kochzeit: 0 min / Portionen: 2

Zutaten
- 200 ml - Mandelmilch
- 4 EL - Chiasamen
- 1 TL - Ahornsirup
- 1/2 TL - Vanilleextrakt
- 100 g - gemischte Beeren (z.B. Erdbeeren, Himbeeren, Blaubeeren)
- 2 EL - gehackte Mandeln (optional)

Methode
Schritt 1: In einer Schüssel die Mandelmilch, Chiasamen, Ahornsirup und Vanilleextrakt gut vermischen.
Schritt 2: Die Mischung für mindestens 4 Stunden oder über Nacht im Kühlschrank quellen lassen, bis sie eine puddingartige Konsistenz erreicht.
Schritt 3: Vor dem Servieren die gemischten Beeren auf den Chia-Pudding geben.
Schritt 4: Optional mit gehackten Mandeln bestreuen.

Nährwerte
Kal: 150 / Kohlenhydrate: 20 g / Zucker: 10 g / Protein: 5 g / Fett: 7 g

7.3 Mandel-joghurt mit honig

Vorbereitungszeit: 10 min / Kochzeit: 0 min / Portionen: 2

Zutaten
- 200 g - Naturjoghurt
- 50 g - Mandeln, gehackt
- 2 EL - Honig
- 1 TL - Vanilleextrakt
- 1 Prise - Zimt
- 1 Handvoll - frische Beeren (optional)

Zubereitung
Schritt 1: Den Naturjoghurt gleichmäßig auf zwei Schüsseln verteilen.
Schritt 2: Die gehackten Mandeln über den Joghurt streuen.
Schritt 3: Den Honig gleichmäßig über den Joghurt und die Mandeln träufeln.
Schritt 4: Vanilleextrakt und Zimt über die Mischung geben und leicht unterrühren.
Schritt 5: Optional: Mit frischen Beeren garnieren.

Nährwerte
Kalorien: 250 / Kohlenhydrate: 25 g / Zucker: 20 g / Protein: 10 g / Fett: 12 g

7.4 Kichererbsen-chips

Vorbereitungszeit: 10 min / Kochzeit: 20 min / Portionen: 2

Zutaten
- 240 g - Kichererbsen (gekocht, abgetropft)
- 1 EL - Olivenöl
- 1 TL - Paprikapulver
- 1/2 TL - Knoblauchpulver
- 1/2 TL - Zwiebelpulver
- 1/2 TL - Salz
- 1/4 TL - Pfeffer

Methode
Schritt 1: Den Backofen auf 200°C vorheizen. Ein Backblech mit Backpapier auslegen.
Schritt 2: Die abgetropften Kichererbsen in eine Schüssel geben und mit einem Küchentuch trocken tupfen.
Schritt 3: Olivenöl, Paprikapulver, Knoblauchpulver, Zwiebelpulver, Salz und Pfeffer zu den Kichererbsen geben und gut vermischen, bis alle Kichererbsen gleichmäßig bedeckt sind.
Schritt 4: Die gewürzten Kichererbsen gleichmäßig auf dem vorbereiteten Backblech verteilen.
Schritt 5: Die Kichererbsen im vorgeheizten Ofen für 20 Minuten backen, dabei nach 10 Minuten einmal wenden, damit sie gleichmäßig knusprig werden.
Schritt 6: Die Kichererbsen aus dem Ofen nehmen und abkühlen lassen. Sie werden beim Abkühlen noch knuspriger.

Nährwerte
Kalorien: 200 / Kohlenhydrate: 30 g / Zucker: 5 g / Eiweiß: 8 g / Fett: 7 g

7.5 Gemüsesticks mit cottage cheese

Vorbereitungszeit: 10 min / Kochzeit: 0 min / Portionen: 2

Zutaten
- 2 - Karotten
- 1 - Gurke
- 1 - Paprika (rot oder gelb)
- 200 g - Cottage Cheese
- 1 EL - gehackter Schnittlauch
- 1 EL - gehackte Petersilie
- 1 TL - Zitronensaft
- Salz und Pfeffer nach Geschmack

Zubereitung
Schritt 1: Karotten schälen und in gleichmäßige Sticks schneiden.
Schritt 2: Gurke waschen und in Sticks schneiden.
Schritt 3: Paprika waschen, entkernen und in Sticks schneiden.
Schritt 4: Cottage Cheese in eine Schüssel geben und mit gehacktem Schnittlauch, Petersilie und Zitronensaft vermischen. Mit Salz und Pfeffer abschmecken.
Schritt 5: Gemüsesticks auf einem Teller anrichten und zusammen mit dem Cottage Cheese Dip servieren.

Nährwerte
Kalorien: 150 kcal / Kohlenhydrate: 12 g / Zucker: 8 g / Eiweiß: 16 g / Fett: 5 g

7.6 Apfel-zimt-quark

Vorbereitungszeit: 10 min / Kochzeit: 0 min / Portionen: 2

Zutaten
- 250 g - Magerquark
- 1 - Apfel (mittelgroß)
- 1 TL - Zimt
- 1 EL - Honig
- 1 TL - Zitronensaft
- 1 EL - gehackte Walnüsse (optional)

Methode
Schritt 1: Den Apfel waschen, entkernen und in kleine Würfel schneiden. Mit Zitronensaft beträufeln, um ein Braunwerden zu verhindern.
Schritt 2: Den Magerquark in eine Schüssel geben und mit dem Honig und Zimt gut verrühren.
Schritt 3: Die Apfelstücke unter den Quark heben.
Schritt 4: Bei Bedarf die gehackten Walnüsse darüber streuen.
Schritt 5: Den Apfel-Zimt-Quark in zwei Schalen aufteilen und sofort servieren.

Nährwerte
Kal: 180 / Kohlenhydrate: 25 g / Zucker: 20 g / Protein: 15 g / Fett: 2 g

7.7 Nuss-mix mit kräutern

Vorbereitungszeit: 10 min / Kochzeit: 5 min / Portionen: 2

Zutaten
- 100 g - Mandeln
- 100 g - Walnüsse
- 1 EL - Olivenöl
- 1 TL - Rosmarin, getrocknet
- 1 TL - Thymian, getrocknet
- 1/2 TL - Meersalz
- 1/2 TL - Paprikapulver

Zubereitung
Schritt 1: Mandeln und Walnüsse in eine Schüssel geben.
Schritt 2: Olivenöl, Rosmarin, Thymian, Meersalz und Paprikapulver hinzufügen.
Schritt 3: Alles gut vermischen, bis die Nüsse gleichmäßig mit den Gewürzen bedeckt sind.
Schritt 4: Eine Pfanne bei mittlerer Hitze erhitzen und die Nussmischung darin für etwa 5 Minuten rösten, dabei ständig umrühren, um ein Anbrennen zu vermeiden.
Schritt 5: Die gerösteten Nüsse auf einem Teller abkühlen lassen und servieren.

Nährwerte
Kal: 400 / Fett: 35 g / Kohlenhydrate: 10 g / Zucker: 2 g / Eiweiß: 10 g

7.8 Karottenkuchen-riegel

Vorbereitungszeit: 15 min / Kochzeit: 25 min / Portionen: 2

Zutaten
- 100 g - Karotten, gerieben
- 50 g - Haferflocken
- 30 g - Mandeln, gemahlen
- 1 - Ei
- 2 EL - Honig
- 1 TL - Zimt
- 1/2 TL - Backpulver
- 1 Prise - Salz
- 1 TL - Vanilleextrakt
- 50 g - Apfelmus

Methode
Schritt 1: Den Ofen auf 180°C vorheizen und eine Backform mit Backpapier auslegen.
Schritt 2: In einer großen Schüssel die geriebenen Karotten, Haferflocken, gemahlenen Mandeln, Zimt, Backpulver und Salz vermischen.
Schritt 3: In einer separaten Schüssel das Ei, Honig, Vanilleextrakt und Apfelmus gut verrühren.
Schritt 4: Die feuchten Zutaten zu den trockenen Zutaten geben und gut vermischen, bis eine gleichmäßige Masse entsteht.
Schritt 5: Den Teig in die vorbereitete Backform geben und gleichmäßig verteilen.
Schritt 6: Im vorgeheizten Ofen für etwa 25 Minuten backen, bis die Riegel goldbraun sind und ein Zahnstocher sauber herauskommt.
Schritt 7: Die Karottenkuchen-Riegel aus dem Ofen nehmen und vollständig abkühlen lassen, bevor sie in Riegel geschnitten werden.

Nährwerte
Kal: 250 / Kohlenhydrate: 30 g / Zucker: 15 g / Protein: 7 g / Fett: 10 g

7.9 Edamame mit meersalz

Vorbereitungszeit: 5 min / Kochzeit: 5 min / Portionen: 2

Zutaten
- 200 g - Edamame (in der Schote)
- 1 TL - Meersalz
- 1 Liter - Wasser

Methode
Schritt 1: Wasser in einem großen Topf zum Kochen bringen.
Schritt 2: Edamame in das kochende Wasser geben und 3-5 Minuten kochen lassen, bis sie zart, aber noch bissfest sind.
Schritt 3: Edamame abgießen und in eine Schüssel geben.
Schritt 4: Meersalz über die heißen Edamame streuen und gut vermischen.
Schritt 5: Edamame in der Schote servieren und genießen.

Nährwerte
Kal: 120 / Kohlenhydrate: 10 g / Zucker: 2 g / Protein: 11 g / Fett: 5 g

7.10 Bananenbrot mit walnüssen

Vorbereitungszeit: 10 min / Kochzeit: 50 min / Portionen: 2

Zutaten
- 2 reife Bananen
- 60 g Vollkornmehl
- 30 g Haferflocken
- 1 Ei
- 50 g gehackte Walnüsse
- 1 TL Backpulver
- 1 TL Zimt
- 1 Prise Salz
- 2 EL Honig
- 1 TL Vanilleextrakt

Methode
Schritt 1: Den Ofen auf 175°C vorheizen und eine kleine Kastenform mit Backpapier auslegen.
Schritt 2: Die reifen Bananen in einer großen Schüssel mit einer Gabel zerdrücken.
Schritt 3: Das Ei, den Honig und das Vanilleextrakt zu den zerdrückten Bananen geben und gut vermischen.
Schritt 4: In einer separaten Schüssel das Vollkornmehl, die Haferflocken, das Backpulver, den Zimt und das Salz vermengen.
Schritt 5: Die trockenen Zutaten zu den feuchten Zutaten geben und alles gut vermischen.
Schritt 6: Die gehackten Walnüsse unterheben.
Schritt 7: Den Teig in die vorbereitete Kastenform geben und gleichmäßig verteilen.
Schritt 8: Das Bananenbrot im vorgeheizten Ofen für etwa 50 Minuten backen, oder bis ein Zahnstocher, der in die Mitte gesteckt wird, sauber herauskommt.
Schritt 9: Das Bananenbrot aus dem Ofen nehmen und in der Form für etwa 10 Minuten abkühlen lassen, dann aus der Form nehmen und vollständig auf einem Gitterrost abkühlen lassen.

Nährwerte
Kal: 350 / Kohlenhydrate: 45 g / Zucker: 20 g / Protein: 8 g / Fett: 15 g

7.11 Rohkost-bällchen mit datteln und kokos

Vorbereitungszeit: 15 min / Kochzeit: 0 min / Portionen: 2

Zutaten
- 100 g - Datteln, entsteint
- 50 g - Mandeln
- 30 g - Haferflocken
- 2 EL - Kakaopulver
- 1 EL - Kokosöl
- 1 TL - Vanilleextrakt
- 30 g - Kokosraspeln

Methode
Schritt 1: Datteln in eine Schüssel geben und mit heißem Wasser bedecken. 10 Minuten einweichen lassen, dann abtropfen lassen.
Schritt 2: Mandeln in einem Mixer oder einer Küchenmaschine fein mahlen.
Schritt 3: Datteln, Haferflocken, Kakaopulver, Kokosöl und Vanilleextrakt zu den gemahlenen Mandeln hinzufügen. Alles zu einer glatten Masse pürieren.
Schritt 4: Aus der Masse kleine Bällchen formen.
Schritt 5: Die Bällchen in den Kokosraspeln wälzen, bis sie vollständig bedeckt sind.
Schritt 6: Die Rohkost-Bällchen für mindestens 30 Minuten im Kühlschrank fest werden lassen.

Nährwerte
Kal: 250 / Kohlenhydrate: 35 g / Zucker: 25 g / Eiweiß: 5 g / Fett: 10 g

7.12 Gurkenröllchen mit frischkäse

Vorbereitungszeit: 15 min / Kochzeit: 0 min / Portionen: 2

Zutaten
- 1 große - Gurke
- 100 g - Frischkäse
- 1 EL - gehackter Dill
- 1 EL - gehackter Schnittlauch
- 1 TL - Zitronensaft
- Salz und Pfeffer nach Geschmack
- 2 EL - geriebene Karotten (optional)

Methode
Schritt 1: Die Gurke waschen und mit einem Gemüseschäler der Länge nach in dünne Streifen schneiden.
Schritt 2: In einer Schüssel den Frischkäse mit dem gehackten Dill, Schnittlauch und Zitronensaft vermischen. Mit Salz und Pfeffer abschmecken.
Schritt 3: Einen Gurkenstreifen flach hinlegen und einen Teelöffel der Frischkäsemischung auf ein Ende des Streifens geben. Optional: Ein wenig geriebene Karotten auf den Frischkäse legen.
Schritt 4: Den Gurkenstreifen vorsichtig aufrollen und mit einem Zahnstocher fixieren, falls nötig.
Schritt 5: Die Gurkenröllchen auf einem Teller anrichten und sofort servieren oder bis zum Servieren im Kühlschrank aufbewahren.

Nährwerte
Kal: 70 / Kohlenhydrate: 3 g / Zucker: 2 g / Protein: 3 g / Fett: 5 g

7.13 Süßkartoffel-chips

Vorbereitungszeit: 10 min / Kochzeit: 20 min / Portionen: 2

Zutaten
- 2 mittelgroße Süßkartoffeln
- 1 EL Olivenöl
- 1 TL Paprikapulver
- 1/2 TL Knoblauchpulver
- 1/2 TL Salz
- 1/4 TL Pfeffer

Methode
Schritt 1: Den Ofen auf 200 Grad Celsius vorheizen.
Schritt 2: Die Süßkartoffeln gründlich waschen und in dünne Scheiben schneiden (ca. 2-3 mm dick).
Schritt 3: Die Süßkartoffelscheiben in eine große Schüssel geben und mit Olivenöl, Paprikapulver, Knoblauchpulver, Salz und Pfeffer vermengen, bis alle Scheiben gleichmäßig bedeckt sind.
Schritt 4: Ein Backblech mit Backpapier auslegen und die Süßkartoffelscheiben in einer einzigen Schicht darauf verteilen.
Schritt 5: Die Süßkartoffelchips im vorgeheizten Ofen für 15-20 Minuten backen, bis sie knusprig und goldbraun sind. Nach der Hälfte der Backzeit die Chips einmal wenden.
Schritt 6: Die Chips aus dem Ofen nehmen und vor dem Servieren etwas abkühlen lassen.

Nährwerte
Kal: 200 / Kohlenhydrate: 30 g / Zucker: 5 g / Eiweiß: 2 g / Fett: 7 g

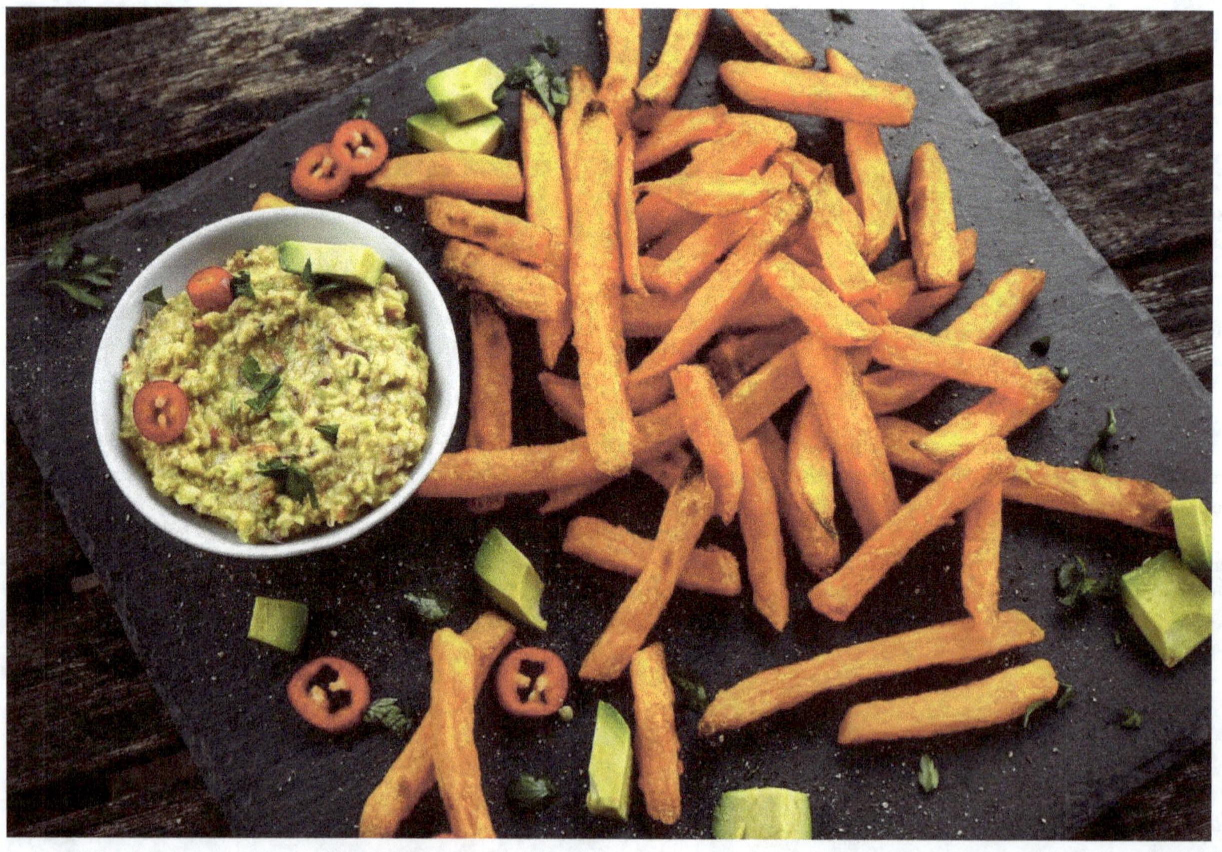

7.14 Zucchini-muffins

Zubereitungszeit: 15 min / Kochzeit: 25 min / Portionen: 2

Zutaten
- 1 mittelgroße Zucchini, gerieben
- 1 Ei
- 50 g Vollkornmehl
- 30 g Haferflocken
- 1 TL Backpulver
- 1/2 TL Natron
- 1/2 TL Salz
- 1 TL Zimt
- 1 EL Honig
- 1 EL Olivenöl
- 50 ml Milch
- 1 TL Vanilleextrakt

Zubereitung
Schritt 1: Den Backofen auf 180°C vorheizen und eine Muffinform mit Papierförmchen auslegen.
Schritt 2: In einer großen Schüssel die geriebene Zucchini, das Ei, den Honig, das Olivenöl, die Milch und das Vanilleextrakt gut vermischen.
Schritt 3: In einer separaten Schüssel das Vollkornmehl, die Haferflocken, das Backpulver, das Natron, das Salz und den Zimt vermengen.
Schritt 4: Die trockenen Zutaten zu den feuchten Zutaten geben und vorsichtig unterheben, bis alles gut vermischt ist.
Schritt 5: Den Teig gleichmäßig auf die Muffinformen verteilen.
Schritt 6: Die Muffins im vorgeheizten Ofen etwa 25 Minuten backen, bis sie goldbraun sind und ein Zahnstocher sauber herauskommt.
Schritt 7: Die Muffins aus dem Ofen nehmen und auf einem Kuchengitter vollständig abkühlen lassen.

Nährwerte
Kalorien: 180 / Kohlenhydrate: 25 g / Zucker: 5 g / Eiweiß: 6 g / Fett: 6 g

8. 30-tage-ernährungsplan

Woche 1

Tag	Frühstück	Mittagessen	Abendessen	Snack	Dessert
Montag	Haferflocken mit Beeren und Chiasamen	Quinoa-Linsensalat mit Avocado	Gegrillter Lachs mit Dill-Joghurt-Sauce	Avocado-Hummus-Dip mit Gemüsesticks	Avocado-Schokoladenmousse
Dienstag	Avocado-Toast mit pochiertem Ei	Gemüse-Stir-Fry mit Tofu	Hähnchenbrust mit Brokkoli und Mandeln	Kichererbsen-Chips	Himbeer-Chia-Pudding
Mittwoch	Quinoa-Frühstücksschale mit gemischten Früchten	Kichererbsen-Curry mit braunem Reis	Zucchini-Nudeln mit Tomaten-Basilikum-Sauce	Apfel-Zimt-Quark	Apfel-Zimt-Baked-Oats
Donnerstag	Smoothie-Bowl mit Spinat und Banane	Spinat-und-Pilz-Omelett	Gebratener Kabeljau mit Zitronen-Kräuter-Quinoa	Mandel-Joghurt mit Honig	Mandel-Kokosnuss-Bällchen
Freitag	Kichererbsenpfannkuchen mit Avocado-Salsa	Süßkartoffel-und-Karotten-Suppe	Vegetarische Kichererbsen-Curry	Bananenbrot mit Walnüssen	Kürbis-Käsekuchen
Samstag	Nussiger Joghurt mit Honig und Leinsamen	Bunter Quinoasalat mit Zitronen-Vinaigrette	Gefüllte Auberginen mit Tomaten und Feta	Nuss-Mix mit Kräutern	Zitronen-Joghurt-Kuchen
Sonntag	Vollkornbrot mit Cottage Cheese und Tomaten	Türkische Linsensuppe	Gerösteter Blumenkohl mit Kurkuma und Kichererbsen	Karottenkuchen-Riegel	Birnen-Crumble mit Haferflocken

Woche 2

Tag	Frühstück	Mittagessen	Abendessen	Snack	Dessert
Montag	Baked Oats mit Äpfeln und Zimt	Mediterraner Kichererbsensalat	Wildlachs mit Fenchel und Orangensalat	Edamame mit Meersalz	Erdbeer-Basilikum-Sorbet
Dienstag	Lachs-Omelett mit Dill und Kapern	Gefüllte Paprika mit Quinoa und schwarzen Bohnen	Ratatouille mit Aubergine, Zucchini und Paprika	Rohkost-Bällchen mit Datteln und Kokos	Schoko-Zucchini-Kuchen
Mittwoch	Veganer Tofu-Scramble mit Spinat und Tomaten	Asiatischer Tofu-Salat mit Sesamdressing	Kürbisrisotto mit gerösteten Pinienkernen	Gurkenröllchen mit Frischkäse	Vegane Blaubeer-Muffins
Donnerstag	Mandel-Butter-Toast mit Bananenscheiben	Gegrillter Lachs mit Avocado-Salsa	Gemüsecurry mit Kokosmilch und Koriander	Süßkartoffel-Chips	Karottenkuchen mit Frischkäse-Frosting
Freitag	Grüner Tee Smoothie mit Ingwer und Zitrone	Quinoa-Spinat-Salat mit Kichererbsen	Türkisches Linsengericht mit Spinat und Joghurt	Chia-Pudding mit Beeren	Gefrorene Joghurt-Bark mit Beeren
Samstag	Hirsebrei mit blauen Beeren und Walnüssen	Linsensuppe mit Karotten und Sellerie	Gegrillte Gemüsekebabs mit Kräuterquark	Gemüsesticks mit Cottage Cheese	Aprikosen-Tarte mit Mandelkruste
Sonntag	Protein-Shake mit Erdbeeren und Chia	Gebackener Blumenkohl mit Tahini-Sauce	Gebackener Tofu mit Sesam und Sojasauce	Zucchini-Muffins	Nussfreier Schokoladen-Brownie

Woche 3

Tag	Frühstück	Mittagessen	Abendessen	Snack	Dessert
Montag	Haferflocken mit Beeren und Chiasamen	Quinoa-Linsensalat mit Avocado	Gegrillter Lachs mit Dill-Joghurt-Sauce	Avocado-Hummus-Dip mit Gemüsesticks	Avocado-Schokoladenmousse
Dienstag	Avocado-Toast mit pochiertem Ei	Gemüse-Stir-Fry mit Tofu	Hähnchenbrust mit Brokkoli und Mandeln	Kichererbsen-Chips	Himbeer-Chia-Pudding

Tag	Frühstück	Mittagessen	Abendessen	Snack	Dessert
Mittwoch	Quinoa-Frühstücksschale mit gemischten Früchten	Kichererbsen-Curry mit braunem Reis	Zucchini-Nudeln mit Tomaten-Basilikum-Sauce	Apfel-Zimt-Quark	Apfel-Zimt-Baked-Oats
Donnerstag	Smoothie-Bowl mit Spinat und Banane	Spinat-und-Pilz-Omelett	Gebratener Kabeljau mit Zitronen-Kräuter-Quinoa	Mandel-Joghurt mit Honig	Mandel-Kokosnuss-Bällchen
Freitag	Kichererbsenpfannkuchen mit Avocado-Salsa	Süßkartoffel-und-Karotten-Suppe	Vegetarische Kichererbsen-Curry	Bananenbrot mit Walnüssen	Kürbis-Käsekuchen
Samstag	Nussiger Joghurt mit Honig und Leinsamen	Bunter Quinoasalat mit Zitronen-Vinaigrette	Gefüllte Auberginen mit Tomaten und Feta	Nuss-Mix mit Kräutern	Zitronen-Joghurt-Kuchen
Sonntag	Vollkornbrot mit Cottage Cheese und Tomaten	Türkische Linsensuppe	Gerösteter Blumenkohl mit Kurkuma und Kichererbsen	Karottenkuchen-Riegel	Birnen-Crumble mit Haferflocken

Woche 4

Tag	Frühstück	Mittagessen	Abendessen	Snack	Dessert
Montag	Baked Oats mit Äpfeln und Zimt	Mediterraner Kichererbsensalat	Wildlachs mit Fenchel und Orangensalat	Edamame mit Meersalz	Erdbeer-Basilikum-Sorbet
Dienstag	Lachs-Omelett mit Dill und Kapern	Gefüllte Paprika mit Quinoa und schwarzen Bohnen	Ratatouille mit Aubergine, Zucchini und Paprika	Rohkost-Bällchen mit Datteln und Kokos	Schoko-Zucchini-Kuchen
Mittwoch	Veganer Tofu-Scramble mit Spinat und Tomaten	Asiatischer Tofu-Salat mit Sesamdressing	Kürbisrisotto mit gerösteten Pinienkernen	Gurkenröllchen mit Frischkäse	Vegane Blaubeer-Muffins
Donnerstag	Mandel-Butter-Toast mit Bananenscheiben	Gegrillter Lachs mit Avocado-Salsa	Gemüsecurry mit Kokosmilch und Koriander	Süßkartoffel-Chips	Karottenkuchen mit Frischkäse-Frosting
Freitag	Grüner Tee Smoothie mit Ingwer und Zitrone	Quinoa-Spinat-Salat mit Kichererbsen	Türkisches Linsengericht mit Spinat und Joghurt	Chia-Pudding mit Beeren	Gefrorene Joghurt-Bark mit Beeren
Samstag	Hirsebrei mit blauen Beeren und Walnüssen	Linsensuppe mit Karotten und Sellerie	Gegrillte Gemüsekebabs mit Kräuterquark	Gemüsesticks mit Cottage Cheese	Aprikosen-Tarte mit Mandelkruste
Sonntag	Protein-Shake mit Erdbeeren und Chia	Gebackener Blumenkohl mit Tahini-Sauce	Gebackener Tofu mit Sesam und Sojasauce	Zucchini-Muffins	Nussfreier Schokoladen-Brownie

9. Gesundheitstipps und lebensstiländerungen

Ein gesunder Lebensstil ist entscheidend für die Herzgesundheit und kann maßgeblich dazu beitragen, den Cholesterinspiegel zu senken und das Risiko von Herz-Kreislauf-Erkrankungen zu reduzieren. Neben einer ausgewogenen Ernährung spielen auch regelmäßige Bewegung und effektives Stressmanagement eine wichtige Rolle. In diesem Kapitel erfahren Sie, wie Sie durch gezielte Lebensstiländerungen Ihre Herzgesundheit verbessern können und welche praktischen Tipps Ihnen dabei helfen, diese Veränderungen nachhaltig in Ihren Alltag zu integrieren.

Bewegung ist ein wesentlicher Bestandteil eines herzgesunden Lebensstils. Regelmäßige körperliche Aktivität kann das HDL-Cholesterin (das "gute" Cholesterin) erhöhen und das LDL-Cholesterin (das "schlechte" Cholesterin) senken. Zudem hilft Bewegung, das Gewicht zu kontrollieren, den Blutdruck zu senken und die allgemeine Fitness zu verbessern. Es wird empfohlen, mindestens 150 Minuten moderate körperliche Aktivität pro Woche zu absolvieren, was etwa 30 Minuten an fünf Tagen der Woche entspricht. Zu den moderaten Aktivitäten zählen zügiges Gehen, Radfahren, Schwimmen oder Tanzen. Wenn Sie intensivere Aktivitäten bevorzugen, wie Joggen oder Aerobic, reichen bereits 75 Minuten pro Woche aus. Wichtig ist, eine Aktivität zu finden, die Ihnen Spaß macht, damit Sie langfristig motiviert bleiben. Auch Krafttraining sollte in Ihren Bewegungsplan integriert werden, da es die Muskelmasse erhält und den Stoffwechsel ankurbelt. Zwei bis drei Mal pro Woche Kraftübungen, wie Hanteltraining oder Übungen mit dem eigenen Körpergewicht, sind ideal.

Neben der körperlichen Aktivität spielt auch das Stressmanagement eine entscheidende Rolle für die Herzgesundheit. Chronischer Stress kann zu erhöhtem Blutdruck, erhöhten Cholesterinwerten und anderen gesundheitlichen Problemen führen. Es ist daher wichtig, Techniken zu erlernen, die Ihnen helfen, Stress effektiv zu bewältigen. Eine bewährte Methode ist die regelmäßige Praxis von Entspannungstechniken wie Meditation, Yoga oder Atemübungen. Diese Techniken können helfen, den Geist zu beruhigen, die Herzfrequenz zu senken und das allgemeine Wohlbefinden zu steigern. Auch regelmäßige Pausen und Auszeiten im Alltag sind wichtig, um Stress abzubauen. Planen Sie bewusst Zeiten ein, in denen Sie sich entspannen und regenerieren können, sei es durch einen Spaziergang in der Natur, das Lesen eines Buches oder ein entspannendes Bad.

Ein weiterer wichtiger Aspekt eines gesunden Lebensstils ist der Schlaf. Ausreichender und erholsamer Schlaf ist entscheidend für die Regeneration des Körpers und die Aufrechterhaltung einer guten Herzgesundheit. Schlafmangel kann zu erhöhtem Stress, Gewichtszunahme und einem höheren Risiko für Herz-Kreislauf-Erkrankungen führen. Achten Sie darauf, jede Nacht sieben bis acht Stunden Schlaf zu bekommen und eine regelmäßige Schlafroutine zu etablieren. Schaffen Sie eine entspannende Schlafumgebung, indem Sie elektronische Geräte aus dem Schlafzimmer verbannen und für eine angenehme Raumtemperatur sorgen. Auch Entspannungstechniken vor dem Schlafengehen, wie das Lesen eines Buches oder das Hören beruhigender Musik, können helfen, besser einzuschlafen.

Neben Bewegung, Stressmanagement und Schlaf spielt auch der Verzicht auf ungesunde Gewohnheiten eine wichtige Rolle für die Herzgesundheit. Rauchen ist einer der größten Risikofaktoren für Herz-Kreislauf-Erkrankungen und sollte unbedingt vermieden werden. Rauchen erhöht den Blutdruck, senkt das HDL-Cholesterin und schädigt die Blutgefäße. Wenn Sie rauchen, suchen Sie Unterstützung, um mit dem Rauchen aufzuhören, sei es durch professionelle Beratung, Selbsthilfegruppen oder Nikotinersatztherapien. Auch der Alkoholkonsum sollte in Maßen gehalten werden. Während moderate Mengen Alkohol, insbesondere Rotwein, positive Auswirkungen auf die Herzgesundheit haben können, kann übermäßiger Alkoholkonsum zu Bluthochdruck, Gewichtszunahme und einem erhöhten Risiko für Herz-Kreislauf-Erkrankungen führen. Es wird empfohlen, nicht mehr als ein alkoholisches Getränk pro Tag für Frauen und zwei für Männer zu konsumieren.

Ein weiterer wichtiger Faktor für die Herzgesundheit ist die soziale Unterstützung. Studien haben gezeigt, dass Menschen mit einem starken sozialen Netzwerk ein geringeres Risiko für Herz-Kreislauf-Erkrankungen haben. Pflegen Sie daher Ihre Beziehungen zu Familie und Freunden und suchen Sie aktiv nach sozialen Kontakten. Gemeinsame Aktivitäten, wie das Kochen gesunder Mahlzeiten, das gemeinsame Sporttreiben oder das Teilen von Entspannungstechniken, können nicht nur Ihre Herzgesundheit fördern, sondern auch Ihre emotionalen und mentalen Wohlbefinden steigern.

Zusammenfassend lässt sich sagen, dass ein gesunder Lebensstil, der regelmäßige Bewegung, effektives Stressmanagement, ausreichenden Schlaf, den Verzicht auf ungesunde Gewohnheiten und soziale Unterstützung umfasst, entscheidend für die Herzgesundheit ist. Indem Sie diese Tipps in Ihren Alltag integrieren, können Sie nicht nur Ihren Cholesterinspiegel senken, sondern auch Ihr allgemeines Wohlbefinden und Ihre Lebensqualität verbessern. Denken Sie daran, dass Veränderungen Zeit brauchen und es wichtig ist, geduldig und konsequent zu bleiben. Jeder kleine Schritt in Richtung eines gesünderen Lebensstils ist ein wichtiger Beitrag zu Ihrer Herzgesundheit und Ihrem langfristigen Wohlbefinden.

9.1 Bewegungsroutinen für jeden tag

Bewegung ist ein wesentlicher Bestandteil eines gesunden Lebensstils und spielt eine entscheidende Rolle bei der Verbesserung der Herzgesundheit und der Senkung des Cholesterinspiegels. Regelmäßige körperliche Aktivität hilft nicht nur dabei, das Herz-Kreislauf-System zu stärken, sondern unterstützt auch die Gewichtsabnahme, verbessert die Blutzirkulation und erhöht das gute HDL-Cholesterin, während es das schlechte LDL-Cholesterin reduziert. In diesem Abschnitt werden wir einfache und effektive Übungen vorstellen, die speziell darauf ausgelegt sind, die Herzgesundheit zu fördern und den Cholesterinspiegel zu senken. Diese Übungen sind sowohl für Anfänger als auch für Fortgeschrittene geeignet und lassen sich nahtlos in den Alltag integrieren.

Beginnen wir mit dem Gehen, einer der einfachsten und zugänglichsten Formen der Bewegung. Studien haben gezeigt, dass bereits 30 Minuten zügiges Gehen pro Tag das Risiko von Herzkrankheiten erheblich senken kann. Gehen ist eine gelenkschonende Aktivität, die leicht in den Tagesablauf integriert werden kann, sei es durch einen Spaziergang in der Mittagspause, das Treppensteigen statt des Aufzugs oder das Parken weiter entfernt vom Zielort. Für diejenigen, die ihre Gehgewohnheiten intensivieren möchten, kann das Intervallgehen eine effektive Methode sein. Dabei wechseln sich Phasen schnellen Gehens mit Phasen normalen Gehens ab, was die Herzfrequenz erhöht und die kardiovaskuläre Fitness verbessert.

Ein weiterer wichtiger Bestandteil eines herzgesunden Bewegungsprogramms ist das Krafttraining. Krafttraining hilft nicht nur beim Muskelaufbau und der Verbesserung der Körperzusammensetzung, sondern hat auch positive Auswirkungen auf den Cholesterinspiegel. Übungen wie Kniebeugen, Liegestütze und Planks können ohne spezielle Ausrüstung zu Hause durchgeführt werden. Für diejenigen, die Zugang zu einem Fitnessstudio haben, bieten sich Geräte wie Hanteln und Widerstandsbänder an, um die Intensität der Übungen zu erhöhen. Es wird empfohlen, mindestens zweimal pro Woche Krafttraining durchzuführen, um optimale Ergebnisse zu erzielen.

Aerobe Übungen wie Radfahren, Schwimmen und Tanzen sind ebenfalls hervorragend geeignet, um die Herzgesundheit zu fördern. Diese Aktivitäten erhöhen die Herzfrequenz und verbessern die Ausdauer, was zu einer besseren Herz-Kreislauf-Gesundheit führt. Radfahren kann sowohl im Freien als auch auf einem stationären Fahrrad durchgeführt werden und ist eine gelenkschonende Alternative zum Laufen. Schwimmen ist besonders vorteilhaft, da es den gesamten Körper trainiert und gleichzeitig die Gelenke schont. Tanzen, sei es in einem Tanzkurs oder einfach zu Hause zu Ihrer Lieblingsmusik, ist nicht nur eine unterhaltsame Art, sich zu bewegen, sondern auch eine effektive Möglichkeit, Kalorien zu verbrennen und das Herz zu stärken.

Für diejenigen, die eine intensivere Form der Bewegung suchen, kann das Hochintensive Intervalltraining (HIIT) eine ausgezeichnete Wahl sein. HIIT-Workouts bestehen aus kurzen, intensiven Belastungsphasen, gefolgt von kurzen Erholungsphasen. Diese Art des Trainings hat sich als äußerst effektiv erwiesen, um die kardiovaskuläre Fitness zu verbessern und den Cholesterinspiegel zu senken. Ein typisches HIIT-Workout könnte beispielsweise 30 Sekunden Sprinten, gefolgt von 30 Sekunden Gehen oder Joggen, umfassen, wiederholt für insgesamt 20 Minuten. HIIT kann an die individuellen Fitnessniveaus angepasst werden und erfordert keine spezielle Ausrüstung.

Neben den oben genannten Übungen ist es auch wichtig, den Alltag aktiver zu gestalten. Kleine Veränderungen wie das Stehen statt Sitzen, das Verwenden eines Stehpults, das Dehnen während der Arbeitspausen oder das Durchführen von Hausarbeiten wie Gartenarbeit und Staubsaugen können dazu beitragen, die tägliche Bewegung zu erhöhen. Diese Aktivitäten mögen auf den ersten Blick unbedeutend erscheinen, aber sie summieren sich und tragen wesentlich zur Verbesserung der Herzgesundheit bei.

Es ist auch wichtig, die Bedeutung der Erholung und Regeneration zu betonen. Ausreichender Schlaf und Ruhephasen sind entscheidend, um den Körper nach dem Training zu erholen und das Risiko von Verletzungen zu minimieren. Stretching und Yoga können ebenfalls helfen, die Flexibilität zu verbessern und Muskelverspannungen zu lösen. Yoga hat zusätzlich den Vorteil, dass es Stress abbaut, was wiederum positive Auswirkungen auf die Herzgesundheit hat.

Um die Motivation aufrechtzuerhalten und die Bewegung zu einem festen Bestandteil des Lebens zu machen, kann es hilfreich sein, sich Ziele zu setzen und Fortschritte zu verfolgen. Dies kann durch das Führen eines Bewegungstagebuchs, die Verwendung von Fitness-Apps oder das Tragen eines Fitness-Trackers geschehen. Das Setzen realistischer und erreichbarer Ziele, wie z.B. das Erreichen einer bestimmten Anzahl von Schritten pro Tag oder das Absolvieren eines bestimmten Trainingsplans, kann dazu beitragen, die Motivation zu steigern und die Erfolge sichtbar zu machen.

Es ist auch ratsam, sich einer Gemeinschaft oder Gruppe anzuschließen, sei es durch einen lokalen Sportverein, eine Laufgruppe oder Online-Communities. Der soziale Aspekt kann die Motivation erhöhen und das Training angenehmer gestalten. Gemeinsame Aktivitäten mit Freunden oder Familie können ebenfalls dazu beitragen, die Bewegung in den Alltag zu integrieren und gleichzeitig wertvolle Zeit mit den Liebsten zu verbringen.

Zusammenfassend lässt sich sagen, dass regelmäßige Bewegung ein unverzichtbarer Bestandteil eines herzgesunden Lebensstils ist. Durch die Integration einfacher und effektiver Übungen wie Gehen, Krafttraining, aerobe Aktivitäten und HIIT in den Alltag können Sie Ihre Herzgesundheit verbessern und Ihren Cholesterinspiegel senken. Denken Sie daran, dass jede Form der Bewegung zählt und dass kleine Veränderungen im Alltag große Auswirkungen auf Ihre Gesundheit haben können. Bleiben Sie motiviert, setzen Sie sich Ziele und genießen Sie die positiven Veränderungen, die regelmäßige Bewegung in Ihr Leben bringen kann.

9.2 Stressmanagement-techniken

Stress ist ein allgegenwärtiger Bestandteil unseres modernen Lebens und kann erhebliche Auswirkungen auf unsere Herzgesundheit haben. In diesem Unterkapitel werden wir verschiedene Techniken zur Stressbewältigung untersuchen, die Ihnen helfen können, Ihren Stresspegel zu senken und Ihr allgemeines Wohlbefinden zu verbessern. Eine der effektivsten Methoden zur Stressbewältigung ist die Achtsamkeitsmeditation. Diese Technik hat ihre Wurzeln in der buddhistischen Tradition und wurde in den letzten Jahrzehnten in der westlichen Welt populär. Achtsamkeitsmeditation beinhaltet das bewusste Lenken der Aufmerksamkeit auf den gegenwärtigen Moment, ohne zu urteilen. Dies kann durch einfache Übungen wie das bewusste Atmen oder das achtsame Beobachten der eigenen Gedanken und Gefühle erreicht werden. Studien haben gezeigt, dass regelmäßige Achtsamkeitsmeditation den Cortisolspiegel, ein Stresshormon, senken und das allgemeine Stressniveau reduzieren kann. Ein Beispiel für eine einfache Achtsamkeitsübung ist die 5-4-3-2-1 Technik, bei der Sie sich auf fünf Dinge konzentrieren, die Sie sehen, vier Dinge, die Sie hören, drei Dinge, die Sie fühlen, zwei Dinge, die Sie riechen, und eine Sache, die Sie schmecken können. Diese Übung hilft, den Geist zu beruhigen und den Fokus auf den gegenwärtigen Moment zu lenken.

Eine weitere wirksame Technik zur Stressbewältigung sind Tiefenatmungsübungen. Diese Übungen können helfen, das autonome Nervensystem zu beruhigen und den Körper in einen Zustand der Entspannung zu versetzen. Eine einfache Tiefenatmungsübung ist die Bauchatmung. Setzen oder legen Sie sich bequem hin und legen Sie eine Hand auf Ihren Bauch. Atmen Sie tief durch die Nase ein und spüren Sie, wie sich Ihr Bauch hebt. Atmen Sie langsam durch den Mund aus und spüren Sie, wie sich Ihr Bauch senkt. Wiederholen Sie diese Übung für einige Minuten und konzentrieren Sie sich auf das rhythmische Heben und Senken Ihres Bauches. Diese Technik kann helfen, den Herzschlag zu verlangsamen und den Blutdruck zu senken, was wiederum das Stressniveau reduziert.

Neben Achtsamkeitsmeditation und Tiefenatmungsübungen ist auch die Verbesserung der Schlafqualität ein wichtiger Faktor für die Stressbewältigung. Schlafmangel kann zu erhöhtem Stress und einer Verschlechterung der Herzgesundheit führen. Es ist wichtig, eine regelmäßige Schlafroutine zu etablieren und sicherzustellen, dass Sie genügend Schlaf bekommen. Eine gute Schlafhygiene umfasst das Vermeiden von Koffein und schweren Mahlzeiten vor dem Schlafengehen, das Schaffen einer ruhigen und dunklen Schlafumgebung und das Einhalten eines regelmäßigen Schlaf-Wach-Rhythmus. Ein Beispiel für eine gute Schlafroutine könnte das Lesen eines Buches oder das Hören beruhigender Musik vor dem Schlafengehen sein. Studien haben gezeigt, dass Menschen, die eine regelmäßige Schlafroutine einhalten, weniger gestresst sind und eine bessere Herzgesundheit haben.

Zusätzlich zu diesen Techniken gibt es auch andere Methoden, die Ihnen helfen können, Stress zu bewältigen. Körperliche Aktivität ist eine ausgezeichnete Möglichkeit, Stress abzubauen und die Herzgesundheit zu fördern. Regelmäßige Bewegung kann helfen, Endorphine freizusetzen, die als natürliche Stimmungsaufheller wirken. Es ist wichtig, eine Form der körperlichen Aktivität zu finden, die Ihnen Spaß macht und die Sie regelmäßig ausüben können. Dies könnte ein Spaziergang in der Natur, Yoga, Tanzen oder Schwimmen sein. Studien haben gezeigt, dass Menschen, die regelmäßig körperlich aktiv sind, weniger gestresst sind und ein geringeres Risiko für Herzkrankheiten haben.

Soziale Unterstützung ist ein weiterer wichtiger Faktor für die Stressbewältigung. Der Austausch mit Freunden und Familie kann helfen, Stress abzubauen und ein Gefühl der Zugehörigkeit und Unterstützung zu vermitteln. Es ist wichtig, sich Zeit für soziale Aktivitäten zu nehmen und Beziehungen zu pflegen. Ein Beispiel für soziale Unterstützung könnte das regelmäßige Treffen mit Freunden zum gemeinsamen Kochen oder Spazierengehen sein. Studien haben gezeigt, dass Menschen mit einem starken sozialen Netzwerk weniger gestresst sind und eine bessere Herzgesundheit haben.

Eine weitere Technik zur Stressbewältigung ist das Führen eines Tagebuchs. Das Schreiben über Ihre Gedanken und Gefühle kann helfen, Stress abzubauen und Klarheit zu gewinnen. Es kann auch hilfreich sein, positive Erlebnisse und Dankbarkeit in Ihrem Tagebuch festzuhalten. Studien haben gezeigt, dass das Führen eines Tagebuchs helfen kann, den Stresspegel zu senken und das allgemeine Wohlbefinden zu verbessern.

Zusammenfassend lässt sich sagen, dass es viele verschiedene Techniken zur Stressbewältigung gibt, die Ihnen helfen können, Ihren Stresspegel zu senken und Ihre Herzgesundheit zu fördern. Achtsamkeitsmeditation, Tiefenatmungsübungen, Verbesserung der Schlafqualität, körperliche Aktivität, soziale Unterstützung und das Führen eines Tagebuchs sind nur einige Beispiele für wirksame Methoden zur Stressbewältigung. Es ist wichtig, verschiedene Techniken auszuprobieren und herauszufinden, welche für Sie am besten funktionieren. Indem Sie regelmäßig Stressbewältigungstechniken in Ihren Alltag integrieren, können Sie Ihre Herzgesundheit verbessern und ein insgesamt gesünderes und glücklicheres Leben führen.